Dipl.-Psych. Christiane Gérard
Dr. med. Christian G. Lipinski
Wolfgang Decker

Schädel-Hirn-Verletzungen bei Kindern und Jugendlichen

Chancen der Rehabilitation
Alltag in der Klinik und zu Hause
Verstehen, helfen, begleiten

Mit einem Vorwort von
Hannelore Kohl
Präsidentin Kuratorium ZNS

W0195619

≡ **TRIAS** THIEME HIPPOKRATES ENKE

Anschrift der Autoren:

Christiane Gérard
Dr. Christian Lipinski
Wolfgang Decker
Rehabilitationsklinik Neckargemünd
Im Spitzerfeld 25
69151 Neckargemünd

Umschlagzeichnung und
Textzeichnungen:
Friedrich Hartmann, Nagold

Lektorat:
Sylvia Aschenbrenner

*Die Deutsche Bibliothek –
CIP-Einheitsaufnahme*

Gérard, Christiane:
Schädel-Hirn-Verletzungen bei Kindern
und Jugendlichen : Chancen der
Rehabilitation ; Alltag in der Klinik und
zu Hause ; verstehen, helfen, begleiten /
Christiane Gérard ; Christian Lipinski ;
Wolfgang Decker. Mit einem Vorw. von
Hannelore Kohl. – Stuttgart : TRIAS –
Thieme Hippokrates Enke, 1996
NE: Lipinski, Christian G.:; Decker,
Wolfgang:

Gedruckt auf chlorfrei
gebleichtem Papier

© 1996 Georg Thieme Verlag,
Rüdigerstraße 14,
70469 Stuttgart
Printed in Germany
Satz und Druck: Druckhaus Götz GmbH,
71636 Ludwigsburg
(CCS Textline, Linotronic 630)

ISBN 3-89373-328-0   1 2 3 4 5 6

Vorwort

Hirnverletzung – wer hat sich schon mit diesem Begriff und den dahinterstehenden Problemen und Fragen auseinandergesetzt? In der Regel sind es Personen einschlägiger Berufsgruppen oder Verbände, die sich zwangsläufig aus der fachlichen Distanz den vielfältigen Fragen hilfe- und ratsuchender Angehöriger stellen. Die Worte werden gehört, doch der Inhalt und die Aussage häufig nicht verstanden, denn immer wieder kreisen die Gedanken um die Fragen: Was ist passiert, gibt es eine Heilungsmöglichkeit, wie geht es weiter, was bedeutet das für die Zukunft, was kann ich oder muß ich selbst tun, warum mußte uns das passieren?

Tagtäglich stehen erneut viele Familien vor diesen Fragen. Allein in der Bundesrepublik Deutschland – und die Zahlen sind in allen westlichen Industrienationen vergleichbar – erleiden jährlich 300.000 Personen trotz aller Gesetze, Vorschriften, Sicherheitsvorkehrungen und Unfallverhütungsmaßnahmen Hirnverletzungen bei Unfällen im Straßenverkehr, am Arbeitsplatz, im häuslichen Bereich oder beim Sport. Bei 100.000 dieser Unfallopfer wird ein schweres Schädel-Hirn-Trauma diagnostiziert, das wiederum bei ca. 45.000 Personen zu langanhaltenden oder andauernden Schäden führt. Berücksichtigt man nun noch, daß fast 40% der Unfallopfer Jugendliche im Alter bis zu 25 Jahren sind und jedes 5. Unfallopfer ein Kind unter 15 Jahren ist, so wird das ganze Ausmaß des Unfallgeschehens deutlich.

Jeder Unfall ist ein Unfall zu viel. Jeder ist aufgerufen, durch rücksichtsvolles und beispielgebendes Verhalten zur Senkung der Unfallzahlen beizutragen. Auch durch das Auffrischen und Erwerben von Kenntnissen in Erster Hilfe kann jeder dazu beitragen, die Unfallfolgen einzugrenzen und Sekundärschäden zu vermeiden, die den späteren Heilungserfolg gefährden könnten. Durch Beiträge des KURATORIUMS ZNS zum Aufbau eines flächendeckenden Netzes sach- und fachgerecht ausgestatteter Rehabilitationseinrichtungen wird die neurologische Rehabilitation verbessert. Damit werden bessere Voraussetzungen für die spätere Wiedereingliederung Hirnverletzter in Familie, Schule, Beruf und Gesellschaft geschaffen. Diese Aufgabe des KURATORIUMS ZNS wird ausschließlich über Spenden, Fördermitgliedsbeiträge und Bußgeldauflagen finanziert.

Dieses Buch soll Ihnen helfen, dem auf Ihnen lastenden seelischen Druck standzuhalten, ungeklärte Fragen zu beantworten und hinter allem Leiden eine Chance für eine positive Zukunft zu sehen. Der Verletzte muß lernen, das Leben zu meistern und ist dabei besonders auf die Hilfe seiner Angehörigen, Freunde und Partner angewiesen. Auf dem Wege der Heilung braucht Ihr Kind, Ihre Schwester oder Ihr Bruder vor allem auch Ihren persönlichen Beistand. Ich wünsche Ihnen die dazu erforderliche Stärke und das notwendige Vertrauen in die Zukunft.

HANNELORE KOHL

Präsidentin Kuratorium ZNS für Unfallverletzte mit Schäden des Zentralen Nervensystems e. V.

... und plötzlich war unser Leben verändert

Es ist Sonntagnachmittag, ca. 17 Uhr. Ende des Fußballspiels gegen den Nachbarort N. Wie immer nimmt Andreas, 10 Jahre, für den Nachhauseweg die Abkürzung über den Feldweg. Diesmal läßt er sich aber noch ein bißchen schneller den Berg hinunterrollen. Er ist müde und ein bißchen sauer wegen des Spielverlaufs. Seine Mannschaft hat verloren. Der Weg ist schmutzig, am Nachmittag hatte es geregnet. Plötzlich kommt er ins Rutschen. Er kann das Fahrrad nicht mehr halten, prallt frontal auf einen Baum am Wegrand und bleibt bewußtlos liegen.

Eine Fahrradfahrerin kommt ein paar Minuten später den Weg entlang. Sie entdeckt Andreas und verständigt sofort die nächstgelegenen Anwohner, die wiederum einen Rettungswagen herbeirufen. Andreas wird in das nächste Kreiskrankenhaus, ca. 30 km entfernt, eingeliefert.

Diagnose: schwere Schädel-Hirn-Verletzung, verschiedene Rippenbrüche, Schulterprellung, Zusammenbruch des linken Lungenflügels. Es besteht akute Lebensgefahr. Andreas wird zuerst einmal notfallmäßig versorgt. Da das Kreiskrankenhaus mit seinem Zustand überfordert ist, wird er mit dem Hubschrauber auf die Intensivstation der neurochirurgischen Klinik der nächsten Stadt überführt.

Die Eltern werden benachrichtigt. Sie fahren sofort in die Klinik. Die Ärzte können ihnen keine Sicherheit geben. Keiner weiß, ob Andreas durchkommen wird. Keiner weiß, wie es weitergehen wird.

Ein langer Weg ins Ungewisse beginnt.

Nach einem Unfall: Das Kind im Krankenhaus

Was geschieht auf der Intensivstation?

Die meisten Kinder werden nach einer Hirnverletzung bewußtlos. Bei schweren Unfällen wird sofort der Rettungshubschrauber oder Krankenwagen gerufen. Die erste Hilfe besteht darin, die Atemwege frei- und den Kreislauf aufrechtzuerhalten. Da nie sicher ist, ob die Wirbelsäule mitgeschädigt ist, wird das Kind vorsichtig auf die Trage zum Transport umgelagert. Wenn der Schädel offensichtlich verletzt ist, wird das Kind auf die Intensivstation einer neurochirurgischen oder chirurgischen Klinik gebracht. Am Unfallort, im Hubschrauber oder Krankenwagen wird das Kind, wenn nötig, bereits künstlich beatmet und die Herztätigkeit überwacht. Um den Kreislauf und den Blutdruck zu stabilisieren, erhält es Infusionen.

In der Klinik erfolgt eine intensive Diagnostik, die u. a. eine Computertomographie (CT) des Kopfes (siehe Abb. 1) und eine neurologische Untersuchung beinhaltet: Erfaßt werden die Tiefe der Bewußtlosigkeit, das Ausmaß der Hirnschädigung, Störungen der Augenmuskeln und Lähmungen/ Störungen an Armen und Beinen.

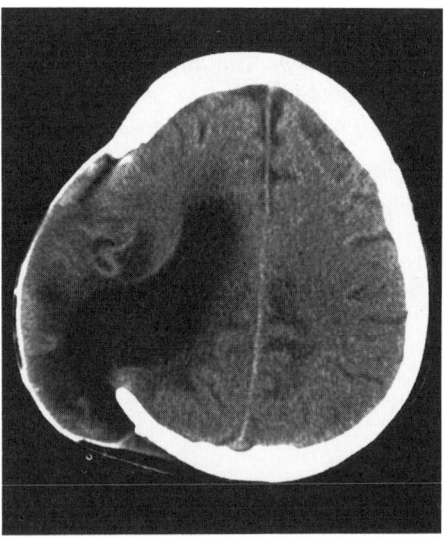

Abb. 1   Computertomogramm des Kopfes: Offene Hirnverletzung mit großflächigem Knochendefekt, Hervortreten von Hirnsubstanz und gleichzeitiger Erweiterung der Hirnkammern (Christian, 10 Jahre)

Häufige Befunde beim CT sind Blutungen im Bereich der Hirnhäute (epidurales oder subdurales Hämatom, siehe Hirnwörterbuch), Blutungsherde in der Hirnrinde, in den Leitungsbahnen, in den großen Hirnkernen (siehe Hirnwörterbuch), im Hirnstamm und im Kleinhirn.

Eine Operation ist nötig,

– wenn die Schädeldecke beim Unfall eingedrückt wurde, um sie wieder anzuheben;
– wenn größere Blutgefäße an der Hirnoberfläche eingerissen sind, um die Blutung zu stillen;
– wenn – wie oft bei Kleinkindern der Fall – das Gehirn extrem anschwillt, sich jedoch in der Schädeldecke nicht genügend ausdehnen kann. Die Operation entlastet das Gehirn von dem zerstörerischen Druck.

Unter normalen Umständen bilden Hirnmasse, Hirnwasser und zirkulierendes Blut im Kopf ein konstantes Volumen. Der knöcherne Schädel kann sich nicht ausdehnen. Wenn also ein Bestandteil zunimmt, müssen notgedrungen die beiden anderen abnehmen. Dies ist jedoch nicht ohne Störungen möglich. Bei einer ausgedehnten Blutung im Schädelinneren (intrakraniell) werden das Gehirn und die Gehirnkammern zusammengepreßt, und der Druck im Schädelinneren (intrakranieller Druck) steigt akut an.

Um kontinuierlich den Druck im Inneren des Kopfes messen zu können (siehe Abb. 2), wird in der Regel eine sogenannte Drucksonde in das Schädeldach eingesetzt, die direkt der Hirnhaut aufliegt.

Ein erhöhter Hirndruck ist gefährlich. Durch geeignete Beatmung und entwässernde Medikamente kann kurzfristig der Hirndruck gesenkt werden. Läßt sich durch künstliche Überatmung (Hyperventilation) und Entwässerung der Hirndruck in der Akutphase nicht senken, dann ist in manchen Fällen eine Operation notwendig, bei der entweder Hirnwasser direkt abgeleitet wird oder ein großer Knochendeckel des Schädeldaches entfernt und damit eine Druckentlastung geschaffen wird (siehe auch S. 131). Das Gehirn ist dann nur von Hirnhäuten und Kopfhaut bedeckt. Nach der akuten Phase wird der Knochendeckel wieder eingesetzt (er kann vorübergehend tiefgefroren oder in die Bauchhaut eingenäht werden).

Bei manchen Kindern muß, wenn sie *längere* Zeit beatmet werden müssen, ein Luftröhrenschnitt vorgenommen und eine Trachealkanüle eingelegt werden. Darüber kann das Kind oder der Jugendliche komplikationslos beatmet werden oder spontan atmen (siehe auch S. 131).

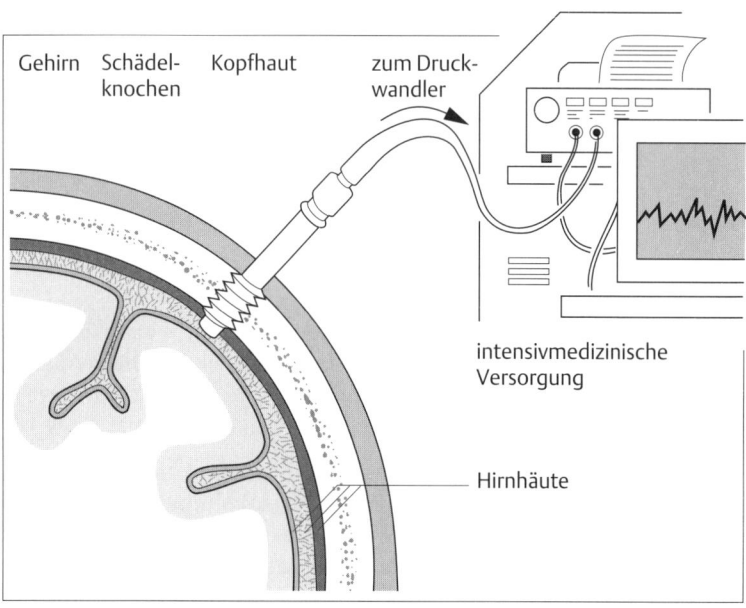

Gehirn   Schädel-   Kopfhaut   zum Druck-
         knochen   wandler

intensivmedizinische
Versorgung

Hirnhäute

Abb. 2   Die Hirndrucksonde mißt den Druck im Innern des Kopfes

Der Anblick des eigenen Kindes auf der Intensivstation ist schlimm. Überall ist es an Geräte angeschlossen: Solange die künstliche Beatmung erforderlich ist, muß der gesamte Flüssigkeits- und Energiebedarf zunächst über Infusionen, mittels sogenanntem zentralen Venenkatheter gegeben werden. Erst nach der Akutphase kann auf eine Ernährung mittels Magensonde übergegangen werden. Der Urin wird über einen Harnröhrenkatheter oder direkt durch die Bauchdecke über einen Blasenkatheter (suprapubischer Katheter) abgeleitet.

Solange eine Beatmung notwendig ist, bleibt der Patient auf der Intensivstation.

Andreas muß künstlich beatmet werden. Außerdem wird ihm ein zentraler Venenkatheter und ein Dauerkatheter gelegt sowie eine Hirndrucksonde eingesetzt. Sein Zustand ist nach wie vor sehr ernst, er erhält Medikamente (Antibiotika, entwässernde und krampflösende Mittel). Noch ist die Lebensgefahr nicht vorüber, denn er atmet nicht selbständig.

Das Computertomogramm zeigt verschiedene Blutungsherde unter-schiedlicher Größe im Großhirnbereich und im Hirnstamm. Es besteht ein ausgeprägtes Hirnödem. Die Eltern stellen sich die bange Frage, ob ihr Kind durchkommen wird. Aufgrund der Schwere der Verletzungen stehen die Chancen nach Auskunft der Ärzte 1:1.

Nach einer Woche befindet sich Andreas außer Lebensgefahr, ist aber noch bewußtlos. Die Eltern wollen nun erfahren, ob Schäden zurückbleiben werden. Die Ärzte sind mit genaueren Auskünften zurückhaltend. Je länger aber die Bewußtlosigkeit anhält, desto größere Beeinträchtigungen sind möglicherweise zu erwarten. Somit bleibt die Ungewißheit, welche Folgen die Hirnverletzung zurückgelassen hat.

☰ Die Verlegung auf die Allgemeinstation

Wenn das Kind wieder selbständig atmen kann und sich auch die anderen Grundfunktionen des Körpers stabilisiert haben – meist, aber nicht immer, geht dies Hand in Hand mit dem Aufklaren des Bewußtseins – wird es auf eine »Allgemeinstation« der Neurochirurgie, Chirurgie, einer Kinderklinik oder aber zur Frührehabilitation in eine Rehabilitationsklinik verlegt.

Mittlerweile sind 6 Wochen vorüber, Andreas ist noch bewußtlos. Er wird über eine Magensonde ernährt, aber nicht mehr künstlich beatmet. Seine Blase wird über einen Katheter entleert. Andreas wird auf eine Allgemeinstation verlegt. Es beginnt das bange Warten, ob Andreas »aufwacht«. Er liegt teilnahmslos im Bett und öffnet gelegentlich die Augen. Zeitweilig ist er unruhig und verkrampft sich, schwitzt, stöhnt und schreit, ist aber noch nicht ansprechbar. Mittlerweile ist er abgemagert und sieht eingefallen aus.

Nach wie vor wird Andreas täglich von seinen Eltern besucht. Endlich – am 47. Tag nach dem Unfall – lächelt er erstmals, als ihn die Eltern begrüßen. In den nächsten Tagen verstärkt sich der Eindruck, daß Andreas seine Eltern verstehen kann. Er spricht aber nicht.

══ Wichtige Untersuchungen

Nach dem beginnenden Erwachen aus der Bewußtlosigkeit, ist es an der Zeit, noch einmal eine umfassende medizinische Diagnostik durchzuführen, um das Ausmaß der Hirnschädigung beurteilen zu können. Dazu bedienen die Ärzte sich folgender Methoden:

Die klinisch-neurologische Untersuchung des Kindes im Bett durch einen Neuropädiater (Facharzt für Kinderheilkunde mit Schwerpunkt Kinderneurologie) oder Neurologen (Facharzt für Nervenheilkunde)*. Er prüft mögliche Störungen an Auge, Ohr und dem Gesichtsnerv (siehe S. 46), er achtet auf Funktionen wie Kauen, Schlucken, Würgereiz, Sprache und Sprechen. Er untersucht u. a., ob eine Halbseitenlähmung oder eine Ataxie, d. h. eine Bewegungsstörung (s. Hirnwörterbuch) vorliegt.

Die Computertomographie (CT) des Kopfes. Mit Hilfe dieses Röntgenuntersuchungsverfahrens kann man erkennen, ob und wo Blutungsherde, Gewebsschäden oder Hirndruckzeichen vorliegen, ob eine Hirnschwellung besteht oder ob sich Blutungen zurückgebildet haben.

Die Kernspintomographie (auch **Magnetresonanz-Tomographie (MRT) oder Nuclearmagneticresonance-Verfahren (NMR)** genannt) benötigt keine Röntgenstrahlen. Es werden elektromagnetische Impulse gemessen. Die besonders scharfen Bilder können auch kleine Schädigungen an verschiedenen Hirngebieten darstellen. Allerdings muß das Kind bei der Untersuchung 20 – 30 Minuten vollständig ruhig liegen können.

Das Elektroenzephalogramm (EEG). Mit ihm werden die Hirnströme und damit die Funktion des Gehirns gemessen und beurteilt. Man kann feststellen, ob die gesamte Hirnfunktion oder nur bestimmte Bereiche von der Schädigung betroffen sind. Eine häufige Komplikation von Schädel-Hirn-Verletzungen sind epileptische Anfälle. Das EEG zeigt schon sehr früh an, ob eine epileptische Aktivität (Krampfaktivität) der Hirnströme vorliegt und damit das Risiko für epileptische Anfälle besteht.

---

* Der leichteren Lesbarkeit wegen haben wir uns in diesem Buch meist für die männliche Form der Personenbezeichnung entschieden. Selbstverständlich kann es sich bei allen genannten Personen auch um weibliche handeln.

Evozierte Potentiale (oft abgekürzt mit VEP, AEP, SSEP). Mit dieser Methode wird die Durchlässigkeit von Nervenbahnen überprüft. Dabei wird das Auge, das Ohr oder die Haut elektrisch gereizt. Anhand der Reaktion kann auf Störungen an bestimmten Schaltstellen geschlossen werden.

Der Augenärztliche Befund beurteilt die Funktion der inneren und äußeren Augenmuskeln, des Gesichtsfeldes und der Sehnerven.

Nachuntersuchungen der Schädigungen außerhalb des Kopfbereichs wie z.B. Knochenbrüche (Frakturen), Nierenprellung, usw.

Je mehr Normalbefunde erhoben werden können, desto eher ist mit einem günstigen Verlauf zu rechnen.

Unser Gehirn: Aufbau und Funktionen

»Der Mensch sollte wissen, daß seine Freuden und Vergnügen, sein Lachen und sein Glück, doch auch Kummer, Sorgen, Tränen und Schmerz seinem Gehirn und nur seinem Gehirn entspringen.«

Hippokrates (Griechischer Arzt, 460 v. Chr.)

Unser Gehirn ist die Schaltzentrale für alles, was wir tun, erleben, denken oder fühlen. Es ist in ganz besonderer Weise vor Verletzungen geschützt, nämlich durch die Schädelknochen – ähnlich wie eine Nuß in ihrer harten Schale. Darunter befinden sich die Hirnhäute, welche das gesamte Gehirn und Rückenmark umhüllen. Sie sind zusätzlich wie ein Wasserkissen mit einer Flüssigkeit gefüllt, um vor Erschütterungen zu schützen (Gehirnwasser = Liquor cerebro spinalis). Erst darunter liegt das Gehirn, das mit seinen Windungen und Furchen an der Oberfläche einer Walnuß gleicht.

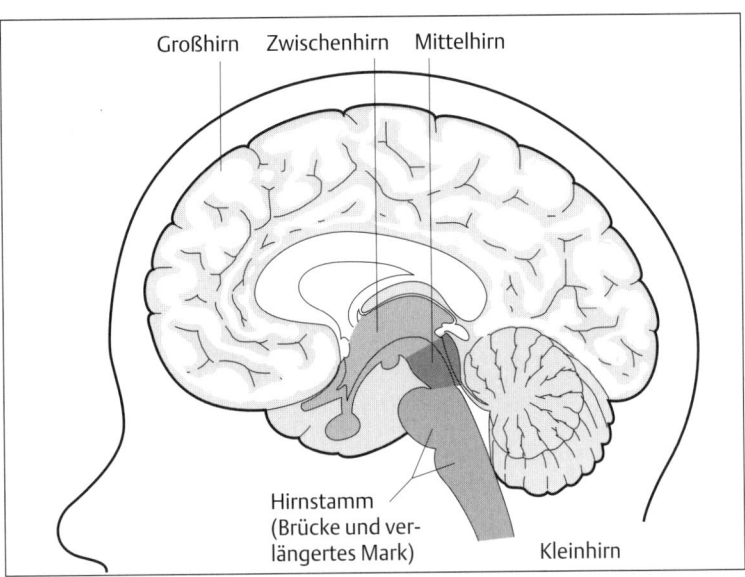

Abb. 3   Die stark vereinfachte Zeichnung (Seitenansicht) zeigt als dominierenden Teil des Gehirns das Großhirn. Der Hirnstamm geht in das Rückenmark über, das geschützt im knöchernen Wirbelkanal liegt.

≡ Das Großhirn

Das Großhirn umfaßt die beiden Hirnhälften (Hemisphären), die sich in jeweils vier Hauptregionen unterteilen lassen:

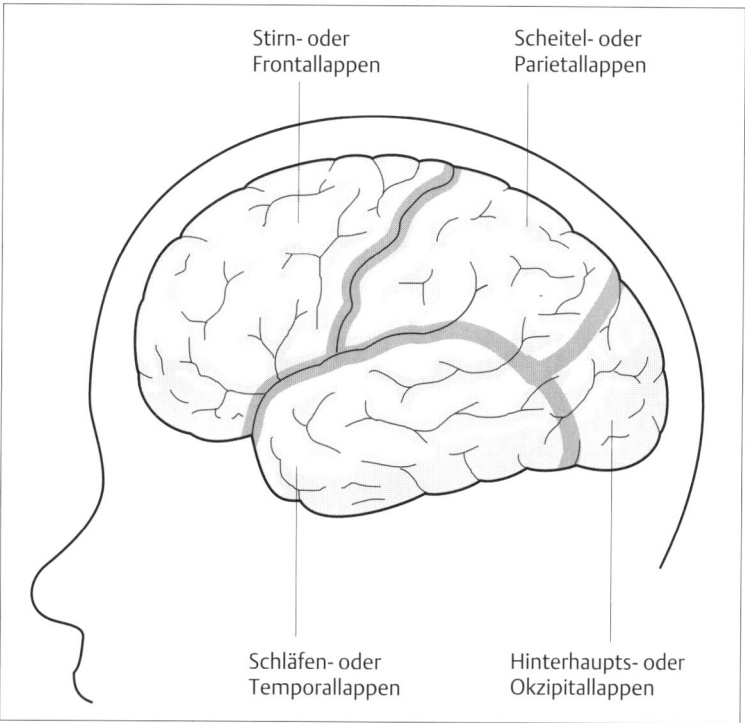

Stirn- oder
Frontallappen

Scheitel- oder
Parietallappen

Schläfen- oder
Temporallappen

Hinterhaupts- oder
Okzipitallappen

Abb. 4   Die vier Hirnlappen (Seitenansicht)

Die Grenzen zwischen den Hirnlappen lassen sich entlang größerer Hirnfurchen und Windungen ziehen. Die Einteilung ist willkürlich, wie bei einer Landschaft, der verschiedene Namen gegeben wurden. Dennoch sind alle diese Regionen vielfältig miteinander verbunden. Jeder Gehirnbereich hat besondere Aufgaben. So kommen z. B. unsere wahrgenommenen Bilder vorwiegend durch die Arbeit des Okzipitallappens zustande: Die Sehrinde liegt im Bereich des Hinterkopfes, also auf der entgegengesetzten Seite der Augen.

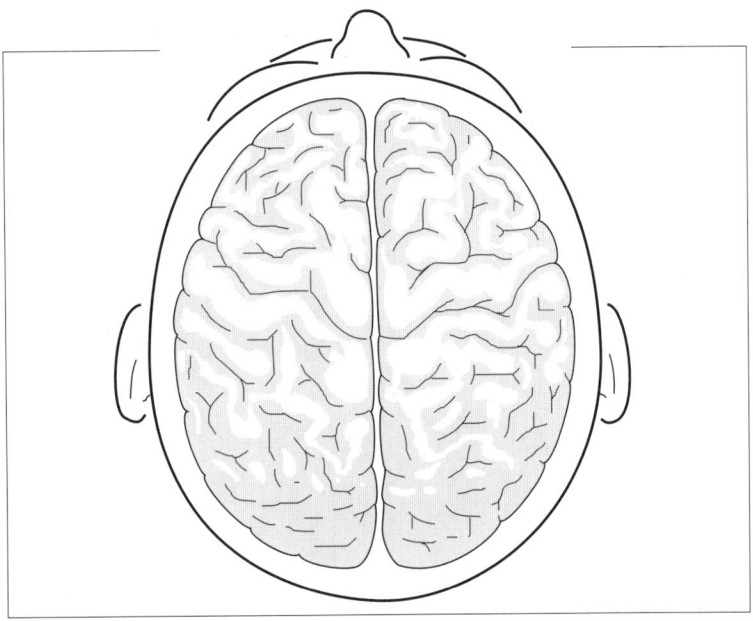

Abb. 5   Die Hirnhälften (Aufsicht)

Hören geschieht vorwiegend mit Hilfe unserer oberen und hinteren Temporallappenanteile im Schläfen-Ohr-Bereich.

Unsere Körperempfindungen werden durch den vorderen Teil des Parietallappens (in Höhe des Scheitels) bearbeitet. Im Übergang zwischen Frontallappen und Parietallappen liegen motorische Zentren, die unsere Bewegung steuern.

≡ Die zwei Hirnhälften

Ganz allgemein ist für einfache Wahrnehmungsaufgaben und Bewegungen diejenige Hirnhälfte zuständig, die der handelnden Körperseite *gegenüberliegt*, d.h. die linke Hirnhälfte ist für die rechte Körperseite und die rechte Hirnhälfte für die linke Körperseite zuständig. Darüber hinaus hat sich jede Hirnhälfte auf besondere Funktionen spezialisiert.

So ist die **linke Hirnhälfte** dafür zuständig, Sprache zu bilden und zu verarbeiten. Sie ordnet auch unsere Wahrnehmung in logische Strukturen, faßt sie zu Begriffen zusammen und analysiert die Einzelheiten des

Wahrgenommenen. Sie ist also – mit dem Bild einer Stadtverwaltung gesprochen – »das Amt für Sprache, Logik und Details«.

Die **rechte Hirnhälfte** ist dagegen mehr für sprachunabhängige Aufgaben verantwortlich, wie z. B. die Fähigkeit, sich im Raum zu orientieren, den Vordergrund vom Hintergrund zu unterscheiden, sich perspektivisch und räumlich etwas vorzustellen, Musik zu hören und unterschiedliche Melodien zu erkennen. Dabei ist sie jedoch auch in der Lage, feine Unterschiede wahrzunehmen, wenn sie nicht sprachlich ausgedrückt werden. So nimmt unsere rechte Hirnhälfte am Klang der Stimme und an kleinen Veränderungen in der Mimik die dazugehörigen Gefühlsinhalte wahr. Sie kann auch Gesichter unterscheiden und erkennen. Müssen jedoch Unterschiede in Begriffe gefaßt werden, übergibt die rechte Hemisphäre ihre Aufgabe an die linke, die daraus eine sprachliche Information erstellt. Die rechte Hälfte »denkt« insgesamt ganzheitlicher und fühlt sich mehr für Wahrnehmung und Nichtsprach-

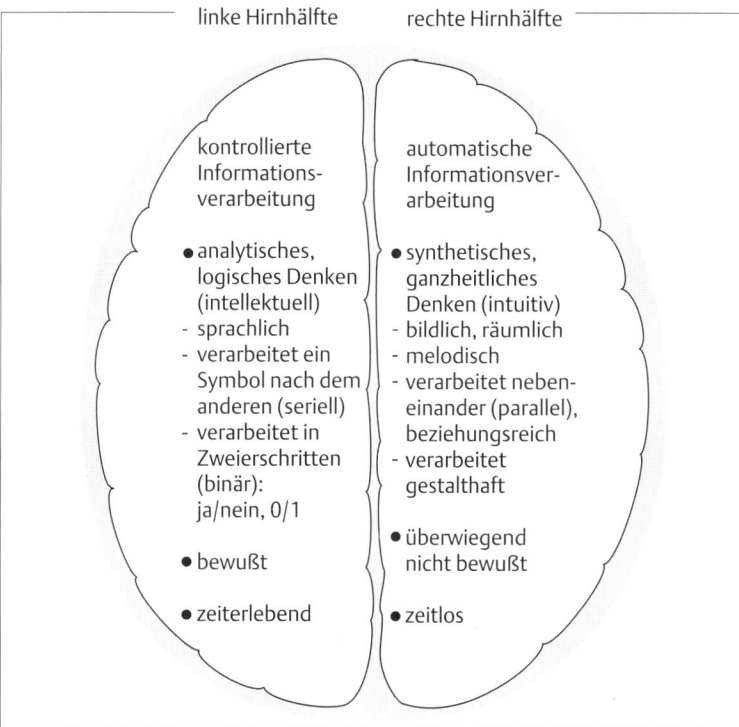

Abb. 6   Funktionen der beiden Hirnhälften

liches zuständig. Beide Hemisphären sind tausendfach miteinander verbunden, so daß »die eine Hand immer weiß, was die andere tut«.

Während wir über die *Gestalt und den Aufbau* des Hirns recht gut Bescheid wissen, bedarf die Erforschung vieler *Funktionen* noch erheblicher wissenschaftlicher Anstrengungen.

Die sichtbaren Zeichen von Ausfällen oder Störungen in diesen Zentren (klinische Symptome) werden wir später beschreiben. An dieser Stelle soll an einem Beispiel das Zusammenspiel der vier großen Hirnregionen verdeutlicht werden:

Nehmen wir an, ein Autofahrer sieht eine rote Ampel und bremst. Von der Wahrnehmung des Lichts bis zur motorischen Reaktion des Bremsens laufen komplizierte Prozesse ab: Daß etwas wahrgenommen wurde, wird von den Augen über das »Sehkabel« in den Okzipitallappen gesendet. Dieser schafft aus Farbe, Form, Entfernung, Größe und Bewegung ein Bild.

Nehmen wir an, daß es sich bei der Ampel um einen unbewachten Bahnübergang mit einer Warnglocke handelt, dann kommt noch das Hören der Glocke dazu. Diese auditive (gehörte) Wahrnehmung wird vom Temporallappen verarbeitet. Nun werden beide Wahrnehmungen miteinander verglichen. Damit nun aber das Gesehene und das Gehörte eine Bedeutung für den Menschen bekommt, wird im Gedächtnisspeicher nach ähnlichen Mustern gesucht und mit diesen verglichen. Dieser Vorgang ist äußerst wichtig. Bei verkehrsungewohnten Völkern z.B. bedeutet das Rot nicht dasselbe wie für unseren Autofahrer, der in der Fahrschule gelernt hat: Ampel = Vorschrift; rot = Stop. Der Vergleich im Gedächtnisspeicher löst eine Erinnerung aus, und diese führt zu einer motorischen Reaktion, nämlich »Bremsen«. Das Bremsen selber ist ein komplizierter Akt: In Abhängigkeit von der Entfernung muß das Zusammenspiel vieler Muskeln stimmen. In kürzester Zeit wird vom Gehirn ein ganzes Programm für den genauen Bewegungsablauf geliefert.

Dieses Beispiel macht deutlich, daß auch bei ganz einfachen Tätigkeiten viele Hirnbereiche und -prozesse beteiligt sind und nicht nur eine »Abteilung« für eine Aufgabe verantwortlich ist. Eine Störung der Handlung des Anhaltens vor einem Rotlicht kann deshalb irgendwo in der Kette zwischen Wahrnehmung und Ausführung vorkommen.

Erst recht gilt dies für kompliziertere Tätigkeiten wie Lesen, Schreiben, Sprechen, Denken, Lernen usw., bei denen die Zusammenarbeit verschiedenster Stellen noch mehr gefordert ist.

Nach einer Hirnverletzung können *verschiedene* Hirnbereiche gleichzeitig ausfallen und dadurch das gewohnte Zusammenspiel empfindlich stören; die moderne Technik würde von einer Störung der Informationsvermittlung und -verarbeitung sprechen.

Das Zwischenhirn

Das Zwischenhirn enthält die »Lebenszentren«, d. h. zahlreiche Zentren für Wärmehaushalt, Wasserhaushalt, Kohlehydratstoffwechsel, Zuckerregulierung, Fettaufbau und Eiweißstoffwechsel; ferner Funktionen wie Blutdruckregulation, Schweißsekretion und andere mehr. Auch die Hormonregulierung der Hirnanhangsdrüse (Hypophyse) erfolgt im wesentlichen über das Zwischenhirn. Außerdem spielt es eine wichtige Rolle für unsere Merkfähigkeit.

Das Mittelhirn

Das Mittelhirn schließt sich an das Zwischenhirn an und wird nach unten durch die Brücke begrenzt. Es kontrolliert die Muskelspannung (Tonus), erzeugt bei Reizung Streckkrämpfe (Verkrampfung mit Beugung der Arme und Streckung der Beine) und steht z. B. in enger Verbindung mit den inneren Augenmuskeln und den Augenreflexen.

Der Hirnstamm

Er setzt sich aus Brücke und verlängertem Mark zusammen. In die Brücke münden die Fasern des Kleinhirns, so daß hier viele motorische Schalt- und Steuerzellen auf kleinstem Raume zusammenliegen.

Der Hirnstamm ist der älteste Teil unseres Gehirns, den wir auch bei allen Säugetieren finden. Hier werden die lebenswichtigen Funktionen (s. o.), aber auch unsere Wachheit, Aufmerksamkeit und Konzentrationsfähigkeit geregelt.

Auch wenn das Stammhirn die Funktion hat, unser Überleben zu sichern, so wird es doch durch unser Großhirn, das ihm übergeordnet ist, kontrolliert und auf die jeweiligen Anforderungen feinabgestimmt. Fällt das Großhirn aus, wie es z. B. beim *apallischen Syndrom* geschieht (siehe S. 61), kann es dadurch auch zu Störungen dieser lebenswichtigen Funktionen kommen.

Das Kleinhirn

Hier erfolgt die Feinabstimmung aller willkürlichen und unwill-kürlichen Bewegungen. Auch das Gleichgewicht wird durch das Kleinhirn reguliert.

Das Gehirn – ein Netzwerk

Unser gesamter Körper ist über Nervenbahnen »verkabelt«. Das Gehirn arbeitet als Sende- und Empfangszentrale. Ob wir den kleinen Zeh bewegen, ein Streichholz anzünden, Schmerzen haben oder die Hand des andern spüren – all das wird »nach oben« zu unserem Gehirn gemeldet und dort »bearbeitet«. Manche Funktionen werden uns dabei *bewußt*, z. B. was wir gerade machen, als nächstes tun wollen, denken und fühlen; vieles wird jedoch von uns unbemerkt, d. h. *unbewußt* vom Gehirn erledigt, wie z. B. das Atmen, Laufen, Schlucken, Kauen.

Milliarden kleinster Sender- und Empfängereinheiten, die Gehirn-zellen, sind notwendig, um all diese Informationen weiterzugeben. Die Gehirnzellen sind mit Milliarden von »Drähten« miteinander verknüpft und vernetzt wie die Straßen und Häuser einer Großstadt. Um die »Verwaltung« dieser Großstadt zu bewältigen, haben sich manche »Stadtteile« für bestimmte Aufgaben spezialisiert.

Somit ist das Gehirn ein komplex aufgebautes Speicher-, Informations-, Steuerungs- und Arbeitszentrum mit vielen Einzelfunktionen, die als *Nervennetzwerk* zusammenwirken. Jede Nervenzelle (Neuron) ist mit benachbarten oder entfernten Zellen bis zu 10 000mal durch Kontaktpunkte, den *Synapsen,* verbunden. An den einzelnen Synapsen erfolgt die Übertragung von Impulsen durch Botenstoffe (Transmitter-Substanzen). Signale und Botschaften können weitergegeben oder aber unterdrückt werden. Wir sprechen dann von erregenden und hemmenden Synapsen. Beim Gesunden stehen hemmende und erregende Impulse stets in einem Gleichgewicht z. B. beim normalen Muskeltonus – Erregung erhöht, Hemmung erniedrigt die Muskelspannung. Wird also eine Seite gestört, so überwiegt automatisch die andere, d. h. es kann zuviel oder zu wenig an Erregung oder an Hemmung kommen, oder aber es erfolgen zu grobe Schwankungen (schwankender Gang) um ein Gleichgewicht.

Umschriebene Zentren können durch Zerstörung ausfallen, z. B. das Sprachzentrum, Sehzentrum, Augenmuskelsteuerung oder Regionen für bestimmte Bewegungen.

Das Schädel-Hirn-Trauma und seine Folgen

Verschiedene Formen von erworbenen Hirnschädigungen

Die häufigsten Verletzungs- oder Schädigungsursachen:

- Verletzung durch Sturz, Schlag, usw.;
- Entzündungen der Hirnhäute und des Gehirns;
- Gefäßbedingte Störungen mit Blutung oder Durchblutungsstörung;
- Hirntumoren;
- Stoffwechselstörungen des Gehirns;
- Sauerstoffmangel, z. B. bei der Geburt oder bei Bade- bzw. Tauchunfällen;
- selten: Stromschlag, Vergiftungen.

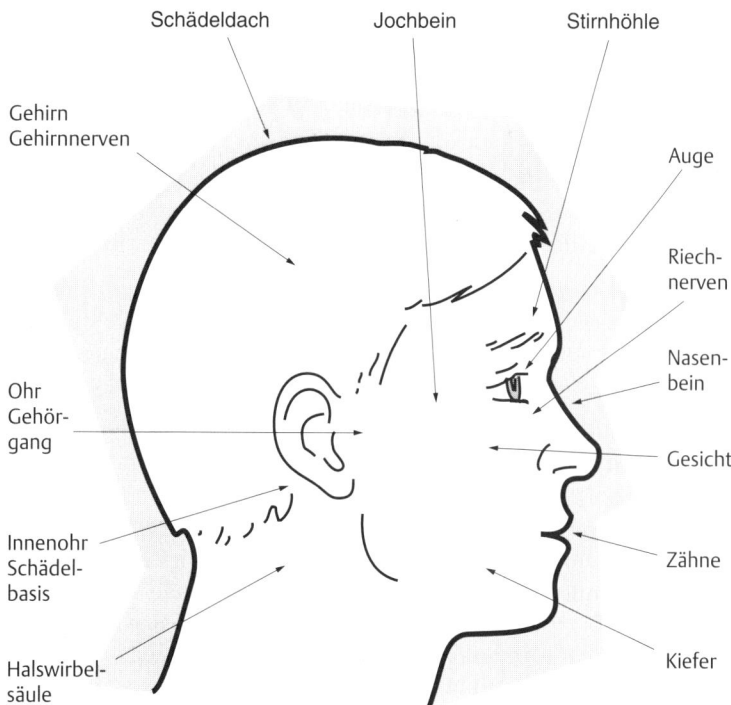

Abb. 7   Typische Verletzungen am Kopf

In diesem Ratgeber geht es vorwiegend um akute und erworbene Schädel-Hirn-Verletzungen. Die Ausführungen können jedoch auf die meisten anderen genannten Schädigungsursachen übertragen werden.

Eine mangelnde Sauerstoffversorgung (Hypoxie) des Gehirns oder eines Teilgebietes des Gehirns kann entstehen durch

– einen **Gefäßverschluß**. Dabei kommt es meistens zu begrenzten Ausfällen im Versorgungsgebiet dieses Gefäßes.
– eine **Blutung**. Dabei platzt ein Blutgefäß, und es kommt zu Blutungen in die Umgebung. Auch hier ist der mögliche Funktionsausfall meistens begrenzt.
– einen längerandauernden **Sauerstoffmangel**, wie z. B. bei einem Ertrinkungsunfall oder einem Herzstillstand. Dabei kommt es zu diffusen, d. h. nicht eingrenzbaren Schädigungen.

Bei einer Entzündung des Gehirns bzw. der Hirnhäute (z. B. Enzephalitis, Meningitis) kommt es zu einer Stoffwechselstörung im Gehirn. Die vermehrte Hirnflüssigkeit läßt den Hirndruck ansteigen (siehe S. 131). Da offensichtlich der Schläfenlappen und die Stirnhirnregion empfindlicher auf Entzündungen reagieren, finden sich häufiger Störungen in diesen Bereichen (siehe Stirnhirnschädigung, S. 87 und Merkfähigkeitsstörungen, S. 116).

Wachsende Hirntumore fordern Raum und erzeugen damit ebenfalls Druck im Gehirn. Da das Gehirn allerdings meist Zeit hat, sich dem wachsenden Druck anzupassen, ist die Schädigung in der Regel zunächst weniger stark als bei einer unfallbedingten Hirnverletzung.

Bei Verletzungen durch Sturz, Schlag usw. unterscheidet der Arzt verschiedene Formen und Schweregrade. Von einem Schädel-Hirn-Trauma (SHT) spricht man, wenn das Gehirn in Mitleidenschaft gezogen wurde. Eine Verletzung der Schädelknochen (Schädelfraktur) liegt nicht immer vor.

Die Gehirnerschütterung: ein leichtes Schädel-Hirn-Trauma

Die Gehirnerschütterung (commotio cerebri) kommt durch einen plötzlichen Stoß oder einen Fall zustande, wobei die Schädeldecke intakt bleibt. Kernsymptome sind eine kurze Bewußtlosigkeit (und die damit verbundene Erinnerungslücke) und das anschließende Erbrechen mit Kopfschmerzen. Es gibt aber auch Fälle, die noch nach Tagen unter Schlafsucht, Verwirrtsein und anderen neurologischen Symptomen leiden. Im Unterschied zur **Gehirnquetschung** erbringt die intensive neurologische Untersuchung keinen krankhaften Befund. Obwohl manche Kinder nach einer Gehirnerschütterung häufiger für längere Zeit noch für Kopfschmerzen anfällig sind, hinterläßt diese Form der Hirnschädigung keinen Dauerschaden.

Die Gehirnquetschung:
ein schweres Schädel-Hirn-Trauma

Bei der Gehirnquetschung (contusio cerebri) ist die Gewalteinwirkung auf den Kopf und das Gehirn so stark, daß es zu echten Verletzungen der Hirnmasse kommt. Dabei unterscheidet man zwischen einem offenen und einem geschlossenen Schädel-Hirn-Trauma:

Beim offenen Schädel-Hirn-Trauma dringt der Schlag oder Stoß durch die schützende Schädeldecke hindurch und verletzt direkt das Hirngewebe.

Beim geschlossenen Schädel-Hirn-Trauma kommt es zu Verletzungen innerhalb der Schädelhöhle, ohne daß es zu einer Verbindung zwischen Gehirn und Außenwelt kommt. Häufig ist dabei auch kein Bruch des knöchernen Schädels (Schädelfraktur) nachweisbar.

Eine Sonderform zwischen offenem und geschlossenen Schädel-Hirn-Trauma stellt die Impressionsfraktur dar: Hier wird ein Stück (oder mehrere) von einem Schädelknochen ab- oder angebrochen und drückt direkt auf die Hirnoberfläche:

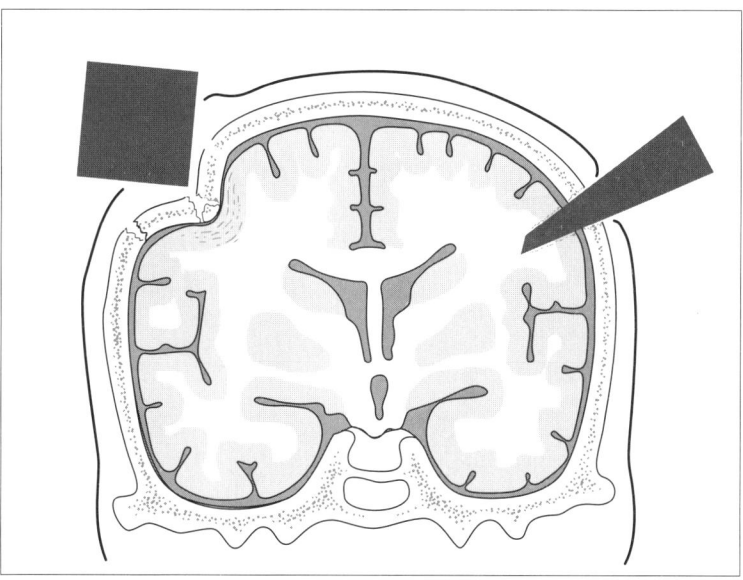

Abb. 8   Impressionsfraktur (links) und Stichverletzung (rechts)

Wenn Gewalt auf den *ruhenden Kopf* trifft, wie z. B. bei einer Schuß-verletzung, einem Hammerschlag oder einer Stichverletzung, dann wird meistens nur eine *begrenzte* Hirnregion verletzt.

Anders ist das dagegen beim sogenannten **Beschleunigungs-bzw. Bremstrauma**: Der Kopf erfährt eine Beschleunigung von außen, wie z. B. beim Aufprallunfall und trifft dann auf eine ihn bremsende Fläche wie z. B. das Lenkrad. Andere Beispiele für Beschleunigungs- bzw. Bremstrau-mata sind Stürze aus der Höhe, Schleudern vom Fahrrad auf die Bordkante oder die Straße usw. Dabei erleidet das Gehirn mehrere Schädigungen: zum einen natürlich an der Aufprallstelle, an der meistens auch Hautverletzun-gen, Schürfwunden oder Prellmarken gefunden werden; zum anderen kommt es oft auch an der gegenüberliegenden Stelle des Kopfes zu einer Hirnverletzung (siehe Abb. 9). Warum? Man nimmt an, daß sich die Erschüt-terungswelle durch das gesamte Gehirn fortsetzt und an der gegenüberlie-genden Schädelwand wie ein »Echo« reflektiert wird. Wir sprechen daher auch vom Schlag und Gegenschlag bzw. dem Contre-Coup. Wird bei einem Verkehrsunfall das Kind mehrfach am Kopf verletzt, so müssen wir von meh-reren geschädigten Stellen im Gehirn ausgehen.

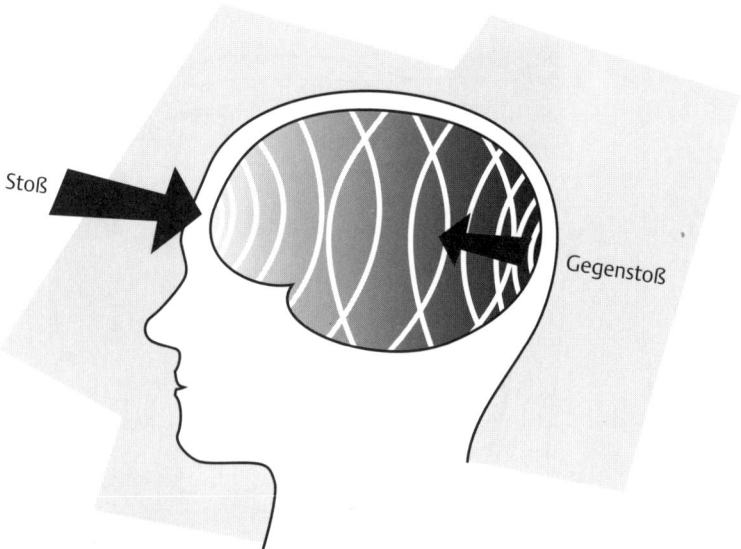

Abb. 9   Der »Contre-Coup«: Beim Aufprall wird die Erschütterungswelle von der gegen-überliegenden Schädelwand zurückgeworfen.

Was geschieht bei einer Gehirnquetschung?

Es zerreißen kleine Gefäße, die in das angrenzende Hirngewebe hineinbluten. Sind dabei ausgedehnte Gewebsbereiche betroffen, so kann das Hirngewebe unwiederbringlich zerstört sein. Denn im Unterschied zu anderen Körperteilen können einmal zerstörte Gehirnzellen nicht mehr »repariert« werden oder sich erholen (wie dennoch Verbesserungen nach einer Schädel-Hirn-Verletzung zustande kommen, siehe S. 35). Auch lange Nervenbahnen können in ihrem Verlauf so schwer gezerrt oder gequetscht werden, daß die elektrischen Impulse, die unsere Nachrichten weiterleiten, nicht mehr durchkommen, weil die Leitung unterbrochen ist.

Wird der Hirnstamm wie beim Beschleunigungs- bzw. Bremstrauma abrupt an die knöcherne Schädelbasis geschlagen, tritt sofort Bewußtlosigkeit ein (**primäre Bewußtlosigkeit**). Je stärker der Aufprall ist, desto länger kann die Bewußtlosigkeit dauern.

Das Hirngewebe, das die eigentliche Verletzung umgibt, reagiert mit einer Schwellung (**Hirnödem**), ähnlich wie das Unterhautgewebe nach einem Bienenstich. Die Schwellung beeinträchtigt die Durchblutung und den Stoffwechsel und damit die Versorgung der Nervenzellen empfindlich. Dauert dieser Zustand lange an, verstärkt sich die schon bestehende Hirnschädigung. Dieses Hirnödem kann sich auf einen kleinen Bereich beschränken oder im ungünstigen Fall das gesamte Gehirn betreffen (lokale bzw. generalisierte Hirnschwellung). War das Kind zunächst noch bei Bewußtsein und ansprechbar und tritt durch den zunehmenden Hirndruck im Verlauf von Minuten oder auch Stunden Bewußtlosigkeit auf, so sprechen wir in diesem Fall von **sekundärer Bewußtlosigkeit**.

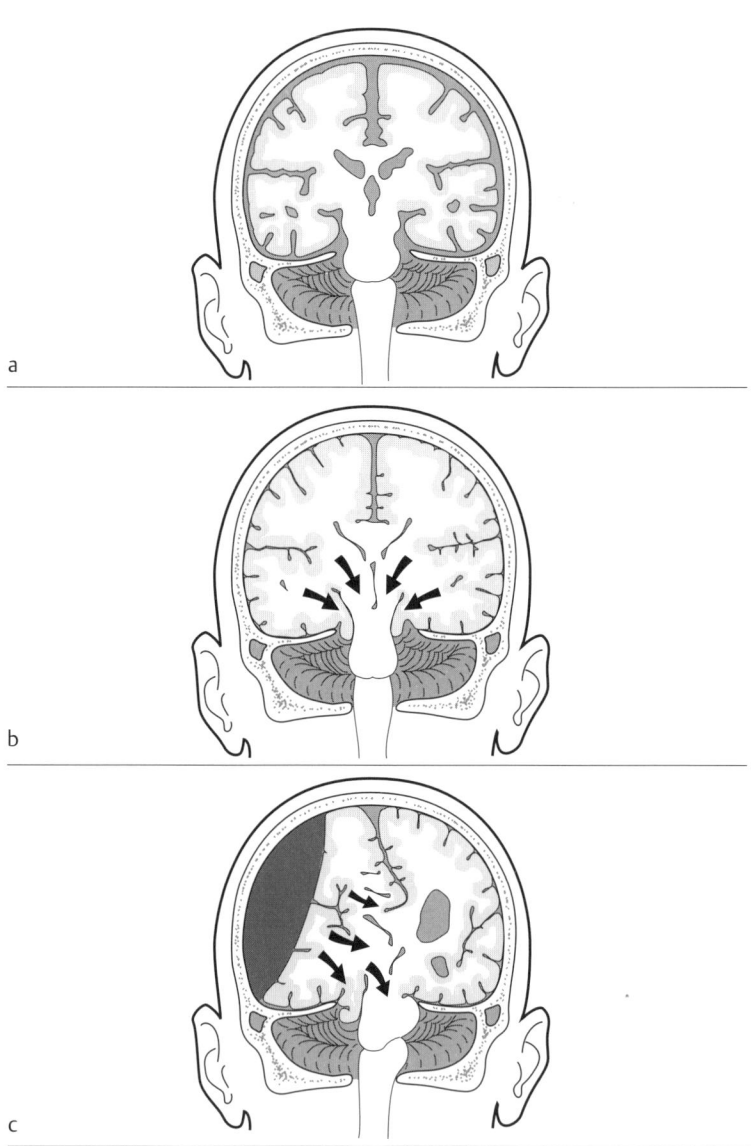

Abb. 10   a) Gesundes Gehirn, b) Hirndruck durch Hirnödem, c) Blutung im Gehirn

Bewußtlosigkeit und Schwere der Schädigung

Je nach Dauer der Bewußtlosigkeit kann eine Hirnschädigung in verschiedene Grade eingeteilt werden:

Tab. 1   Schweregrade eines Schädel-Hirn-Traumas in Abhängigkeit von der Dauer der Bewußtlosigkeit (nach Lange-Cossack)

I	keine Bewußtlosigkeit
II	Bewußtseinseintrübung
III	bis zu einer Stunde Bewußtlosigkeit
IV	1 – 24 Stunden
V	1 – 7 Tage
VI	mehr als 7 Tage

Es bedarf allerdings immer einer ganzheitlichen Betrachtungsweise, um den Zustand des Kindes richtig einzuschätzen. Dabei ist die Bewertung jedes Symptoms für sich wichtig. Ganz allgemein jedoch gilt folgende Regel:

■ **Je länger die Bewußtlosigkeit, desto ungünstiger die Prognose.**
Es gibt aber auch Ausnahmen von der Regel, denn kein Schädel-Hirn-Trauma ist wie das andere.

Manchmal wird ein Patient mit Hilfe von Schlafmitteln ruhiggestellt, entweder wegen starker Unruhe oder zur Erzeugung eines »künstlichen Komas«, um u. a. komplikationslos beatmen zu können. Diese Ruhigstellung darf jedoch nicht mit einer Bewußtlosigkeit verwechselt werden.

Die Wiedererlangung des Bewußtseins und die Phasen nach einer Hirnschädigung

Die meisten Autoren teilen die Entwicklung nach einem Schädel-Hirn-Trauma in verschiedene Phasen ein. Dabei orientieren sie sich am jeweiligen Grad des Bewußtseins und an typischen Verhaltensmerkmalen. Dies kommt sicher dem Bedürfnis der Eltern entgegen, eine Orientierung darüber zu bekommen, wo sich ihre Kinder im Heilungsprozeß befinden und was sie danach erwartet. Allerdings muß man wissen, daß der Übergang zwischen den einzelnen Phasen fließend ist und keine klaren Abgrenzungen zwischen ihnen möglich sind. Wir bevorzugen daher das folgende Bild, das den Zusammenhang zwischen dem allmählichen Aufklaren des Bewußtseins und den Phasen zeigen soll:

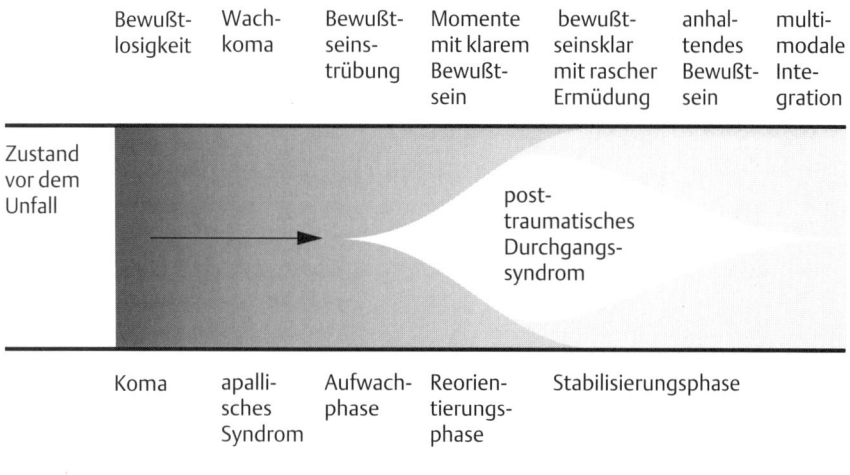

| Bewußt-losigkeit | Wach-koma | Bewußt-seins-trübung | Momente mit klarem Bewußt-sein | bewußt-seinsklar mit rascher Ermüdung | anhal-tendes Bewußt-sein | multi-modale Inte-gration |

Zustand vor dem Unfall

post-traumatisches Durchgangs-syndrom

| Koma | apalli-sches Syndrom | Aufwach-phase | Reorien-tierungs-phase | Stabilisierungsphase |

Abb. 11   Postkomatöse Erholung

Die *vollständige Bewußtlosigkeit* (Koma) kann in eine Art *Wach-Koma* übergehen, das sogenannte apallische Syndrom (siehe S. 61). Auf das Koma bzw. das apallische Syndrom folgt eine mehr oder weniger lange *Aufwachphase*. In der Aufwachphase kommt es zu »lichten« Momenten, das Bewußtsein ist jedoch noch oft getrübt. In dieser Phase kann der Patient verwirrt, unruhig, von Angst geplagt sein und schreien. Es gibt schon erste Zeichen von Kontaktfähigkeit. Im sogenannten *Durchgangssyndrom* (siehe S. 66) ist der Patient zwar wach, seine seelisch-geistigen Funktionen sind jedoch gemindert und zudem ungeordnet. Wenn die Momente mit klarem Bewußtsein zunehmen, kann sich das Kind allmählich mehr orientieren (*Reorientierungsphase*). Das Bewußtsein wird »heller«, der Patient ist jedoch noch schnell ermüdbar. Ist der Patient voll orientiert und anhaltend bei klarem Bewußtsein, schwächen sich auch die Zeichen des Durchgangssyndroms ab. Man spricht deshalb vom Durchgangssyndrom, weil man annimmt, daß diese Symptome vorübergehend sind. Allmählich klingen die beunruhigenden Symptome mehr oder minder ab. Der Patient erreicht die *Stabilisierungsphase*. In der Stabilisierungsphase ist der Patient zunehmend belastbar, seine Fähigkeit zur Mitarbeit in den verschiedenen Therapien und bei Alltagsanforderungen, seine Einsicht und seine soziale Einordnung nehmen spürbar zu. Die Erinnerung an Ereignisse vor dem Unfall und die Verfügung über das Altwissen kehren zurück. Und so wie es dem Gehirn immer mehr gelingt, über »verschiedene Ecken zu denken«, anstatt in Einbahnstraßen stecken zu bleiben, so sind die Patienten nun auch wieder eher zu höheren geistigen Leistungen fähig, bei denen verschiedene Denkebenen miteinander vernetzt werden müssen, um zu einem Ergebnis zu gelangen.

Die Intensität und Dauer der einzelnen Phasen hängen von der Schwere des Schädel-Hirn-Traumas ab.

Unterschiedliche Verläufe nach einer Hirnschädigung

Wir unterscheiden drei Verlaufsformen:

- rasche Besserung
- langsame Besserung
- Verlauf mit apallischem Syndrom (siehe S. 61)

Verlauf mit rascher Besserung

Kommen auf der Allgemein-Station innerhalb von Tagen oder wenigen Wochen die meisten der schon oben angesprochenen Funktionen zurück, und kann der Patient schon sitzen, stehen, laufen, sprechen und schreiben, dann ist mit baldiger Entlassung nach Hause zu rechnen. Andererseits muß man wissen, daß, wenn jemand z.B. wieder laufen kann, dies noch lange nicht heißt, daß *alle* Funktionen des Gehirns sich wieder erholt haben. Wir unterscheiden nämlich zwischen *sichtbaren* (apparenten) Störungen und *nicht sichtbaren* (inapparenten) Störungen.

Unter sichtbaren Störungen verstehen wir alles, was wir an gestörten Funktionen im Alltag bei unserem Kind wahrnehmen können, z.B. Laufen, Sprechen, Verhalten.

Dagegen fallen uns die nicht sichtbaren Störungen spontan gar nicht auf, weil wir sie im täglichen Umgang mit dem Kind *zunächst* gar nicht bemerken. Dazu gehören z.B. gestörtes Handgeschick, Fingerfertigkeit, Schreiben, Nacherzählen, Kombinieren, logisches Denken, Rechnen, usw. Störungen dieser Funktionen lassen sich nur durch eine *systematische Suche* erfassen, d.h. vor allem durch neuropsychologische Testung und eine Analyse der schulischen bzw. beruflichen Leistungsfähigkeit.

▦   **Nach jedem Schädel-Hirn-Trauma, das mit einer mehr als 24-stündigen Bewußtlosigkeit einhergeht, muß nach nicht-sichtbaren Störungen gesucht werden.**

Das heißt: Auch nach rascher, fast vollständiger Besserung ist eine gründliche Testung erforderlich, entweder vor der Entlassung nach Hause oder aber spätestens vor Wiederaufnahme des Schulunterrichts oder der Ausbildung. Nur so können Störungen entdeckt und einer Behandlung zugeführt werden und schwerwiegende Fehlentwicklungen vermieden werden. Es empfiehlt sich, diese Untersuchung oder Nachuntersuchung durch einen mit solchen Störungen erfahrenen Psychologen und Pädagogen durchführen zu lassen (z. B. an einem neurologischen Reha-Zentrum für Kinder und Jugendliche).

Clemens, 16 Jahre, verlor nach einem Sturz vom Fahrrad das Bewußtsein und mußte neun Tage lang künstlich beatmet werden. Das Computertomogramm zeigte im Stammganglienbereich links und rechts kleine Blutungsherde.

Langsam klarte er auf. Als die künstliche Beatmung nicht mehr nötig war, sagte er gut verständlich:»Papa, paß auf beim Joggen!«Danach fehlte jegliche Sprachproduktion. Er befand sich noch für Tage in einem Zustand wechselnden Bewußtseins (Durchgangssyndrom). Eine Woche später sprach er immer noch nicht, konnte aber mit dem Daumen»ja« und»nein« zeigen. Da seine rechte Körperseite gelähmt war, konnte er nicht gehen.

Nach 14 Tagen sprach er erste Worte und Tage danach wieder ganze Sätze. Fünf Wochen nach dem Unfall konnte er einige Schritte frei gehen, in den folgenden Wochen bildete sich die Halbseitenlähmung zurück. Auch die Handfunktion kehrte wieder zurück. Neuropsychologisch fand sich noch eine deutliche allgemeine Verlangsamung.

Clemens konnte genau drei Monate nach dem Unfall nach Hause entlassen werden. Er fand Anschluß in seiner alten Gymnasialklasse. Zwei Jahre später finden sich bei der Nachuntersuchung keinerlei Restsymptome des Unfalls, auch nicht im neuropsychologischen Bereich. Die Gymnasialschullaufbahn geht mit guten Leistungen weiter.

— *Verlauf mit langsamer Besserung*

Hält die Bewußtlosigkeit länger als sieben Tage an, gehen wir zunächst von einer nur langsam fortschreitenden Besserung aus. Deshalb wird das Kind zur weiteren Behandlung in ein Rehabilitationszentrum für Kinder und Jugendliche mit neurologischen Störungen verlegt. Das bedeutet oft einen Aufenthalt von mehreren Monaten (siehe unser Fall Andreas, von dem Sie ab S. 36 erfahren, wie es weitergeht). Bis dort ein Bett frei wird, erfolgen in der Kinderklinik, Kinder-Chirurgie oder Chirurgie und Neurologie neben der intensiven medizinischen Behandlung z. B. von Brüchen (Frakturen), Harnwegsinfekten usw. die notwendigen Behandlungen mit Krankengymnastik und andere Therapieformen.

Wie ist Heilung oder Besserung nach einer Hirnschädigung zu erklären?

–   Wie nach einem Stromausfall setzen manche Fähigkeiten und Funktionen (z. B. Rechnen) erst dann wieder ein, wenn wieder »Strom« da ist, d. h. das Bewußtsein wieder voll erlangt ist.
–   Ähnlich wie bei einer Gehirnerschütterung kann es zu kurzfristigen Ausfällen von Funktionen kommen, ohne daß grundsätzlich etwas an der Hirnsubstanz zerstört wurde, so daß sich die Störung wieder vollständig zurückbildet.
–   Manche Verbesserungen sind dadurch zu erklären, daß sich die Hirnschwellung zurückbildet und quasi »die Leitung freigibt«. Gleiches gilt für den Abbau einer Blutung.
–   Meistens wird ein Funktionssystem nicht vollständig zerstört. Das verbliebene Gewebe muß nun »eingearbeitet« werden – dazu dienen abgestimmte Therapie- und Trainingsmaßnahmen. Mit der Zeit kann der Ausfall ganz oder teilweise kompensiert werden.
–   Manche Fähigkeiten werden von verschiedenen Hirnregionen gleichzeitig »getragen« wie z. B. unsere Fähigkeit, das Gleichgewicht zu halten (Innenohr, Auge, Muskeln und Nerven). Bei Ausfall eines Gebiets müssen wir lernen, die anderen Bereiche verstärkt einzubeziehen, z. B. uns mehr auf die Augen als auf die Muskeln zu verlassen.
–   Unser Organismus »erinnert sich« an frühere Bewegungs- und Funktionsmuster aus früheren Entwicklungsstufen und greift auf diese zurück (z. B. auf den Saugreflex, wenn das »bewußte« Trinken noch nicht geht).

Die Rehabilitationsklinik

≡ Die Aufnahme in die Rehabilitationsklinik

Meist wird das Kind schon bei der Verlegung vom Intensivbereich auf eine Allgemeinstation in einem Rehabilitationskrankenhaus für Kinder und Jugendliche angemeldet. Oft ist jedoch die Übernahme nicht nahtlos möglich, weil nicht sofort ein Bett frei ist.

Problematisch gestaltet sich heute leider immer noch die Aufnahme von Patienten, die sich in der Koma- oder Aufwachphase befinden (Frührehabilitation, siehe S. 61). Für diese Patienten ist eine Pflegekraft rund um die Uhr gefordert, so daß Stationen nur wenige Kinder aus dieser Phase aufnehmen können, damit die weniger kranken Kinder nicht zu kurz kommen.

Endlich ist es soweit: Die Eltern bekommen eine Zusage von einer Rehabilitationsklinik, das Kind wird verlegt. Für alle Beteiligten bedeutet dies einen großen Schritt: Die Phase akuter Lebensgefahr ist vorüber. Es gibt berechtigte Hoffnungen auf Besserungen. Re-Habilitation heißt wörtlich Wieder-Befähigung. War nicht das Krankenhaus immer schon der Ort, an dem Gesundheit wiederhergestellt wurde? Mit großen Erwartungen wird also der Umzug in die Reha-Klinik vollzogen. Dort beginnt der »Alltag«, der sich nach einem neuen Rhythmus vollzieht und viele Veränderungen mit sich bringt.

≡ Der Alltag auf der neuen Station

In der 9. Woche nach seinem Fahrradunfall wird Andreas in die Kinderstation einer Rehabilitationsklinik aufgenommen. Er ist durch den Wechsel aufgeregt und durcheinander und wirkt sehr unruhig. Am nächsten Tag schläft er viel. Alles scheint ihn anzustrengen. Bei jeder auch noch so kleinen Aktivität beginnt er nach fünf Minuten zu gähnen. Die Therapeuten, die ihn und seinen Zustand kennenlernen wollten, nehmen darauf Rücksicht und lassen ihm immer wieder Erholungspausen.

War das Kind bisher rund um die Uhr medizinisch überwacht und betreut, so wirkt das Tempo einer »normalen« Klinik auf die Eltern nun so, als ob fast nichts oder nicht genug geschieht. Eltern und Angehörige befürchten dann manchmal, man verpasse den richtigen Moment für die Behandlung. Sie denken: *Je mehr und intensiver das Kind behandelt wird, desto schneller stellen sich die Erfolge ein.*

Das ist eine verständliche Vorstellung. Sie stimmte bisher ja auch für viele Erkrankungen und vor allem für die Zeit der Erstversorgung nach dem Unfall bzw. der Erkrankung. Nun aber beginnt eine neue Behandlungsphase, bei der es auch darauf ankommt, das verletzte Gehirn nicht zu überlasten und auf ein gesundes Verhältnis von Anspannung und Entspannung zu achten. *Weniger ist deshalb manchmal mehr.*

Neu ist es auch, daß das Kind keine Sonderrolle auf der Station innehat, sondern eines unter anderen Kindern mit einem ähnlichen Schicksal ist. Diese Entdeckung – und vor allem dann der spätere Austausch unter den Betroffenen – kann für alle sehr entlastend sein.

Andreas hat das Glück, einen Zimmernachbarn zu bekommen, der ebenfalls ein Schädel-Hirn-Trauma erlitten hat, im gleichen Alter ist und aus der gleichen Gegend stammt. Er hat bereits große Fortschritte gemacht und ist für Andreas gerade zu Beginn eine große Hilfe, solange dieser sich noch nicht selbst äußern kann.

Viele Abteilungen nutzen individuelle und Altersunterschiede zwischen den Kindern und Jugendlichen für Entwicklungsimpulse, indem schwer- und leichter erkrankte, ältere und jüngere Patienten auf einer Station zusammengelegt werden. Für Kinder bedeutet diese gemischte Gruppe z. B.: Sie müssen sich wie im Alltag auf ganz unterschiedliche Partner einstellen, mit ihnen Kontakt aufnehmen und sich beschäftigen, sie können ältere wie auch jüngere Spielkameraden haben und bewegen sich in einer bestimmten Gruppenordnung. Sie lernen – wie in einer Familie – Rücksicht zu nehmen und beobachten, daß jedes Kind »sein Päckchen« zu tragen hat.

Auch dem Personal erscheint eine gemischte Gruppe aus ähnlichen Gründen günstiger: Die Arbeit ist abwechslungsreicher, Phasen der Herausforderung am Bett eines komatösen Patienten, mit dem es weder sprachliche noch mimische Rückmeldung gibt, wechseln ab mit Phasen, in denen man sich über Fortschritte der anderen Patienten freut.

Der Wechsel auf die neue Station verlangt allen Beteiligten eine Menge ab:

Schon für uns Erwachsene bedeutet eine Verlegung von einem Krankenhaus in ein anderes eine gewisse Umstellung. Wir helfen uns dadurch, indem wir uns die Gründe durch den Kopf gehen lassen. Das Kind geht dagegen emotional, d. h. gefühlsmäßig an das Problem der neuen Umgebung heran und wird sich erst allmählich einleben. Noch ist es außerdem zu krank, um alle Eindrücke verarbeiten zu können.

Das Kind muß dazu innerhalb weniger Tage auf einer Station in der neuen Reha-Klinik viele Personen kennenlernen:

- 1 Stationsarzt
- 5–8 Schwestern, Pfleger, Praktikanten, Erzieher
- 1–2 Krankengymnasten
- 1–2 Ergotherapeuten
- 1 Logopäden
- 1–2 Klinikschullehrer
- 1 Sozialarbeiter
- 1 Psychologen
- 1–2 Putz- und Stationshilfen

Das sind 13–21 neue Personen! Hinzu kommt noch die Zahl der Mitpatienten. Das Kind muß sich also in wenigen Tagen auf eine Fülle von Personen einstellen. Anfänglich reagiert es deshalb oft mit Verstimmung, Ängstlichkeit, Unruhe, Trotz, Weinen, Aggression oder Rückzug.

Daher legen viele Einrichtungen Wert darauf, daß ein Angehöriger (Mutter, Vater, Verwandter) während *der Eingewöhnungszeit* anwesend ist und daß die Therapien schrittweise aufgebaut werden und nicht zu viel neue Reize angeboten werden (Gefahr der Überlastung).

Später ist es dann beruhigend zu wissen, daß die Helferschar, die sich um das Kind kümmert, so groß ist!

Aller Anfang ist schwer ...
Anwesenheit einer Bezugsperson in der Eingewöhnungsphase

Eine Mitaufnahme der Mutter oder eines anderen Verwandten in das Krankenzimmer (»rooming-in«) ist nur bei Säuglingen und Kleinkindern notwendig.

Bei älteren Kindern ist die Unterbringung der Mutter oder einer anderen Bezugsperson in einem Zimmer in der Nähe des Krankenhauses empfehlenswert, so daß der tägliche Besuch des Kindes vormittags und nachmittags möglich ist. Schon vor der Aufnahme in die Reha-Klinik sollte deshalb die Kostenübernahme für ein Zimmer bei der Krankenkasse beantragt und Zimmeradressen von der Klinik erfragt werden.

Die Anwesenheit der Mutter ist nicht von morgens bis abends erforderlich und sollte in der Regel einige Stunden vormittags und nachmittags bis abends umfassen. Während der Abwesenheit der Bezugsperson können die Schwestern und Pfleger wiederum den körperlichen und seelischen Zustand des Kindes besser kennenlernen.

Möglichst bald sollten Eltern und Pflegepersonal Zeiten der Anwesenheit, Aufteilung der Pflege des Kindes wie Waschen, Baden und Füttern, Ruhe-, Spiel- und Schlafenszeiten miteinander absprechen. Möglichst bald sollte das Kind auch wieder lernen, selbst Kontakt zu anderen Kindern aufzunehmen, selbst Wünsche und Unwillen zu äußern und nicht ausschließlich die Mutter als Vermittlerin einzusetzen.

In der Regel ist nach 14 Tagen die Eingewöhnungsphase vorüber, und das Kind kann sich gut alleine im Stationsleben zurechtfinden. Mehr auf sich selbst gestellt, lernt es, neue Situationen alleine zu meistern oder sich bei anderen Hilfe zu holen. Die Dauer der Anwesenheit kann nun durch Zuverlässigkeit und Regelmäßigkeit der Besuche ersetzt werden.

Bei Kindern mit lang anhaltender Bewußtlosigkeit, im apallischen Syndrom oder während der Aufwachphase halten wir es für wichtig, daß die Mutter oder eine entsprechende Bezugsperson nach Möglichkeit so lange da ist, bis das Kind wieder »wach« oder einigermaßen »orientiert« ist (siehe S. 61, apallisches Syndrom und Durchgangssyndrom). In solchen Fällen bedeutet dies eine lange Abwesenheit von zu Hause, die nicht immer durchgängig zu bewerkstelligen ist. Deshalb sollte die Frage der Anwesenheit mit den Schwestern und dem Arzt immer wieder abgesprochen werden.

Der anwesende Elternteil, meistens handelt es sich um die Mutter, hat es nicht leicht. Er bzw. sie benötigt mehr Zeit und Energie als vorhanden, um alle anfallenden Bedürfnisse und Aufgaben der ganzen Familie und der eigenen beruflichen Situation zu berücksichtigen. Da dies aber nicht möglich ist, quälen sich die Eltern – zusätzlich zu den Sorgen um das kranke Kind – mit den Fragen: Wie kommen die Geschwister allein zu Hause zurecht? Fühlen sie sich verlassen? Fehlt ihnen die Aufmerksamkeit und Liebe, die nun dem kranken Kind zukommt? Ist der Partner/die Partnerin zu Hause überfordert? Für alle bedeutet die Krankheit des Kindes bzw. des Geschwisters eine hohe Herausforderung an seelischer Kraft. Das Seil der Belastbarkeit innerhalb einer Familie ist oft bis zum Zerreißen gespannt. Es ist nicht zu vermeiden, daß mal der eine, mal die andere eine längere Zeit »nicht (gleich) dran kommt« und zurückstecken muß. Es ist eine Zeit, in der es zu Krisen kommen kann. Manchmal ist es auch gut, sich selbst eine »Pause« zu gönnen, zur Familie zurückzukehren und sich am Krankenbett vertreten zu lassen: entweder durch das Personal selbst, das ja nun schon eingespielt ist oder durch den Partner oder auch durch einen Besucherdienst, den man selbst oder aber auch das Krankenhaus organisieren kann.

Es ist unmöglich, es in dieser Situation allen recht zu machen!
Warten Sie nicht auf Hilfe! Fragen Sie danach!

Fragen Sie Freunde, Nachbarn, Bekannte, Patentanten und Patenonkel, Großeltern, Gemeindemitglieder oder professionelle Helfer! Oft weiß Ihre Umgebung nicht, wie sie Sie unterstützen kann und braucht Ihren konkreten Hinweis.

Kaum hat es sich herumgesprochen, daß Andreas wieder »im Lande« ist, d. h. im nahe gelegenen Rehazentrum liegt und wieder bei Bewußtsein ist, überflutet eine Besucherschar wohlmeinender Freunde und Bekannte die Station und gibt sich die Tür in die Hand. Andreas ist jedoch zu dieser Zeit mit dieser Vielzahl an Besuchern und durch Häufigkeit der Kontakte am Krankenbett völlig überfordert, so daß wir die Freunde und Verwandten bitten müssen, ihre Besuche auf Andreas Belastbarkeit abzustimmen. Nur dadurch können wir die Besuche so regulieren, daß sie für Andreas »bekömmlich« sind.

Andreas erholt sich sehr rasch, kann schon stundenweise im Rollstuhl sitzen und aus seinem Zimmer herausfahren. Jetzt sind wir alle sehr dankbar, daß Andreas einen so großen Bekanntenkreis hat, der ihm hilft, seine lange Krankenhauszeit, v. a. während der therapiefreien Zeiten, zu verkürzen.

Das therapeutische Team stellt sich vor

In den meisten Einrichtungen ist es üblich, gleich bei der Aufnahme ein ausführliches Gespräch mit den begleitenden Angehörigen und – je nach Situation – auch mit dem Patienten selbst zu führen. Das Gespräch leitet der Stationsarzt gemeinsam mit einer Pflegekraft und Vertretern des therapeutischen Teams. Dieses soll mit seinen Aufgaben deshalb hier kurz vorgestellt werden:

Die Medizin

Die Ärzte haben in der Klinik vielfältige Aufgaben. Unter anderem bereitet der Arzt die Aufnahme des Kindes vor. Er leitet und koordiniert alle diagnostischen und therapeutischen Schritte. Er schreibt die Vorgeschichte auf und führt eine allgemeine und neurologische/orthopädische Untersuchung des Kindes durch. Täglich wird das Kind im Rahmen der Visite gesehen, über das Erreichte gesprochen und neue Anordnungen getroffen. Gemeinsam mit Oberarzt und Chefarzt wird das Vorgehen von Tag zu Tag festgelegt. Der Arzt bleibt Ansprechpartner für das Kind und die Eltern in allen medizinischen Fragen. Er verordnet Therapien und Hilfsmittel und schlägt ergänzende Untersuchungen (Konsiliar-Untersuchungen) bei Spezialisten vor. In Zusammenarbeit mit dem gesamten Team stimmt er die Rehabilitationsziele ab, legt die Entlassung des Patienten fest und sorgt dafür, daß der Übergang von der Klinik nach Hause vorbereitet ist.

Die Pflege

Kinderkrankenschwestern, Pfleger und Pflegehelfer versorgen die Kinder und Jugendlichen »rund um die Uhr«. Von morgens bis abends sind die Schwestern koordinierende Ansprechpartner für alle. Eine Schwester übernimmt die Einführung des Kindes auf Station und spricht mit den Eltern oder Angehörigen, um Besonderheiten im pflegerischen und erzieherischen Bereich zu erörtern. Diese Schwester ist meistens auch beim Aufnahmegespräch anwesend. Die Schwestern versehen die gesamten pflegerischen Aufgaben. Sie helfen beim Aufstehen, Waschen, Baden, Anziehen, Essen usw. Sie organisieren interne und externe Untersuchungstermine und kümmern sich zusammen mit den Erziehern um Spaziergänge, Kinobesuche und andere Freizeitaktivitäten. In ihren Händen liegt somit die gesamte Versorgung und Betreuung des Kindes.

Die Krankengymnastik (Physiotherapie)

Die Krankengymnasten behandeln alle Störungen des Haltungs- und Bewegungsapparates unseres Körpers. Die Therapien werden einzeln und in Gruppen durchgeführt. Es gibt verschiedene Behandlungsmethoden wie z. B. nach Vojta und Bobath (siehe Hirnwörterbuch). Sie werden je nach Störungsbild und Bedarf angewandt. Darüber hinaus behandeln Krankengymnasten Gleichgewichtsstörungen, Muskel- und Sehnenverkürzungen und arbeiten an der Verbesserung des Gangbildes. Zum Bereich Krankengymnastik gehört auch das therapeutische Schwimmen, die Psychomotorik (siehe Hirnwörterbuch) und andere Gruppenaktivitäten. Auch Hilfsmittel wie z. B. Rollstühle oder andere Geh- und Stehhilfen werden von den Krankengymnasten mit ausgesucht.

Durch den häufigen Kontakt kann die Krankengymnastin manchmal auch zur wichtigen Bezugsperson für andere – nicht körperliche – Fragen und Probleme werden. Darum sind ihre Beobachtungen über das Gesamtverhalten und Befinden des Patienten für das Team ebenfalls wichtig.

Die Ergotherapie (früher: Beschäftigungstherapie)

Sie schult die körperlichen und geistigen Funktionen wie z. B. das Be-Greifen, Be-Halten, Selbständig-Essen, Sich-Anziehen, Schreiben sowie die Wahrnehmung, Konzentration und das Gedächtnis. Mit ihrer Behandlung unterstützt und fördert sie das Zusammenspiel all dieser Fähigkeiten. Sie hilft dem Kind, möglichst viel seiner alten Selbständigkeit wiederzuerlangen und unterstützt es mit notwendigen Hilfsmitteln wie z. B. Rollstuhl, Handschienen, Eß- und Anziehhilfen und ähnlichem mehr. Diese Hilfestellungen werden sowohl in der Klinik als auch, wenn nötig, in Hinblick auf das spätere Leben zu Hause angeboten.

Die Logopädie

Sie behandelt Störungen des Schluckens, des Kauens, der Stimmgebung, des Sprechens und der Sprache (s. auch Untersuchungen S. 50).

Die Sozialpädagogik

Außerhalb der festen Termine des Therapiestundenplans sollen den Kindern und Jugendlichen noch genügend Möglichkeiten für die individuelle Gestaltung ihrer Zeit bleiben. Hier hilft die Erzieherin z. B. mit Anregungen für das Spiel im eigenen Zimmer oder für gemeinsame Spielaktivitäten im Aufenthaltsraum. Sie unterstützt lebenspraktische Tätigkeiten wie z. B. Basteln, Kochen, Backen, Einkaufen und organisiert gemeinsame Ausflüge.

Die Klinikschule

Die meisten Kinder und Jugendlichen haben vor ihrem Unfall bzw. ihrer Erkrankung eine vorschulische, schulische oder berufliche Einrichtung besucht. Deshalb gehört zu einer umfassenden Rehabilitation so früh wie möglich eine sonderpädagogische bzw. schulische Förderung. Diese Förderung verstehen wir als Bestandteil des gemeinsamen Therapieplans. Sie erfolgt in enger Abstimmung mit allen beteiligten Fachdiensten.

Die Psychologie

Psychologen begleiten das Kind und seine Familie auf ihrem oft nicht einfachen Weg durch Höhen und Tiefen der Krankheitsbewältigung. Sie bieten beratende und unterstützende Gespräche für Jugendliche und Eltern an. Psychotherapeutisch begleitete Spiele helfen Kindern, ihre Probleme auszudrücken und sich dadurch zu entlasten. Mit Hilfe neuropsychologischer Tests wird festgestellt, in welchen Bereichen das Kind besonderer Förderung bedarf und auf welchen Stärken die Behandlung aufbauen kann. Gemeinsam mit den anderen Fachdiensten stellen Psychologen ein Trainingsprogramm zusammen, das dem jeweiligen Entwicklungsstand des Kindes/Jugendlichen entspricht.

Der Sozialdienst

Der Sozialdienst berät Patienten und deren Eltern und Angehörige in allen sozialrechtlichen Fragen. Er kümmert sich z. B. um Hilfen beim Sozialamt, um die Ausstellung eines Schwerbehindertenausweises, um Termine mit dem Arbeitsamt und um Unterstützung für die Zeit nach der Entlassung.

☰ Das Aufnahmegespräch

Beim Aufnahmegespräch erfahren wir, daß Andreas sehr gerne Fußball gespielt hat und im Verein viele Freunde besitzt. Die Schule scheint ihm dagegen nicht so viel Spaß gemacht zu haben. Besonders beim Schreiben und Lesen hatte er Probleme. Nur mit Mühe hat er eine Gymnasialempfehlung bekommen. Wäre nicht der Unfall dazwischen gekommen, würde er nun die 5. Klasse Gymnasium besuchen.

Um dem Kind in seiner Eigenart gerecht zu werden und um die weiteren Untersuchungen und Behandlungen gut planen zu können, ist ein ausführliches Gespräch mit den begleitenden Angehörigen sinnvoll und erforderlich. Je nach Situation kann auch der Patient selbst daran teilnehmen.

Zu den wichtigen Punkten im Aufnahmegespräch zählen:

– Hergang des Unfalls oder der Erkrankung
– Entwicklung seit dem Unfall/der Erkrankung
– Bisherige Befunde
– Situation der Familie
– Schwangerschaft, Geburt, frühkindliche Entwicklung
– Frühere Krankheiten und Unfälle
– Auffälligkeiten im Verhalten und Erleben
– Eigenschaften und Stärken des Kindes/Jugendlichen
– Interessen, Vorlieben, und Freizeitbeschäftigungen
– Bisherige Schullaufbahn und Leistungsentwicklung
– Lern-, Arbeits- und Sozialverhalten bis zum Zeitpunkt des Unfalls/
  der Erkrankung
– Typischer Tagesablauf des Kindes vor dem Unfall/der Erkrankung

Die Informationen, die im Gespräch gesammelt werden, werden ergänzt durch vorliegende Arztberichte, Entwicklungsberichte, Zeugnisse, psychologische Berichte und durch Gespräche mit bisherigen Bezugspersonen wie Erziehern und Lehrern.

Das Aufnahmegespräch bietet Ihnen die Möglichkeit, gleich zu Beginn Ihre Sorgen, Erwartungen und Wünsche anzusprechen.

≡   ## Diagnose und Befunde

Nach dem Aufnahmegespräch wird das Kind in allen Bereichen zunächst auf seine Fähigkeiten hin untersucht. Jeder Bereich überprüft das, was er aufgrund seiner Spezial-Ausbildung und Kenntnisse am besten untersuchen kann, und verschafft sich einen ersten Gesamteindruck. Bei der Stations- oder Teambesprechung werden dann die einzelnen Befunde miteinander ausgetauscht, sich überschneidende Beobachtungsergebnisse gemeinsam betrachtet, Unterschiede in den Ergebnissen diskutiert und geklärt, um dann auch gemeinsam aus den Einzelbefunden »das Ganze« herzustellen. Eine Therapie kann nicht fruchten, wenn wesentliche Teile der Befunde nicht genügend berücksichtigt werden.

So kann das beste schulische Programm nichts bewirken, wenn es nicht auf die Konzentrationsfähigkeit des Kindes abgestimmt ist. Das Laufen ist schädlich, wenn die Knochen, Sehnen und Muskeln die Belastung noch nicht ertragen. Längeres Schreiben ist nicht sinnvoll, wenn sich dadurch die Spastik (siehe Hirnwörterbuch) verstärkt. Das selbständige Essen ist gefährlich, wenn es noch in »den falschen Hals« gerät.

Wir, das Team, müssen nun die Aufgabe der Feinabstimmung »von Hand« übernehmen, die bisher das Gehirn automatisch geregelt hat. Wir müssen uns miteinander und mit den Eltern abstimmen, damit ein organisches Ganzes wieder wachsen kann. Auch das Gehirn hat, wie Sie inzwischen wissen, seine Fachabteilungen, die auf ihrem Gebiet gut arbeiten. Aber auch diese sind von ihrer gegenseitigen Zuarbeit abhängig.

Die im folgenden dargestellten Untersuchungen beschreiben nur den Ausschnitt des jeweiligen Fachbereichs. Wiederholungen sind möglich und kommen bewußt vor, da es sich hier um durchaus sinnvolle Überschneidungen von Bereichen handelt, die in der Praxis auch üblicherweise eng zusammenarbeiten wie z. B. Medizin/Krankengymnastik; Krankengymnastik/Ergotherapie; Logopädie/Pflege bei Eßtherapie; Ergotherapie/Pflege bei Selbständigkeitstraining; Schule/Psychologie – jede Kombination ist denkbar und sinnvoll. Aus ihrer Zusammenarbeit fließen die Informationen für die Stations-Besprechungen und -Visiten. Auch wenn in diesen Besprechungszeiten keine sichtbare Behandlung am Patienten erfolgt, so ist dies nach unserer Erfahrung eine Zeit, in der wesentliche Weichen gestellt werden, da die Information die *ganze* Persönlichkeit berücksichtigen und beeinflussen und darum auch auf alle Einzelaktivitäten zurückwirken.

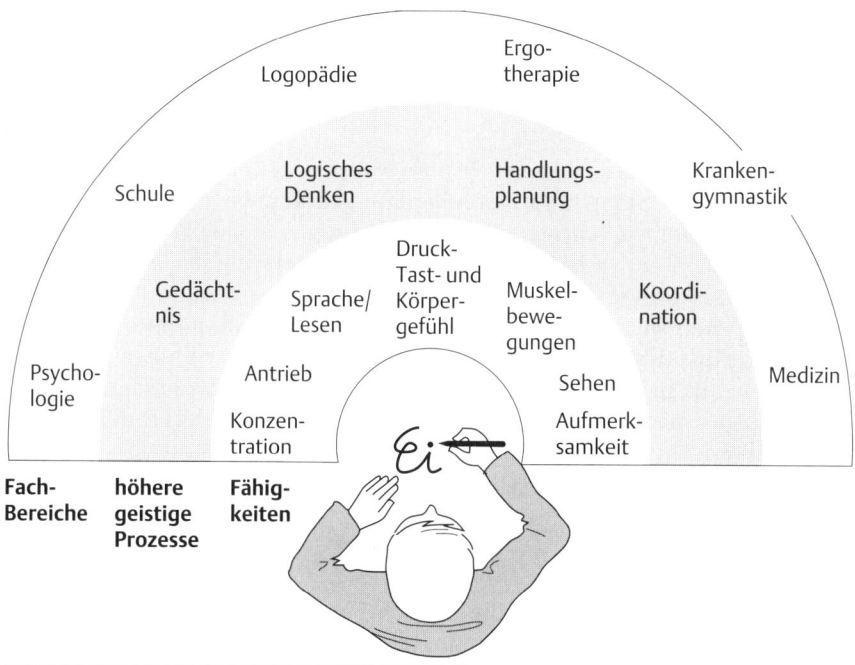

Abb. 12 Zusammenhang zwischen den Fähigkeiten, die man braucht, um das Wort »Ei« zu schreiben und der Entsprechung zu den Kompetenzen im Team

Die ärztliche Untersuchung

Der Arzt muß eine Fülle von einzelnen Symptomen zu einem Gesamtbild zusammensetzen.

Die neurologische Untersuchung

Sie erfaßt im wesentlichen:

- Hirnnervenausfälle
- Lähmungen (siehe S. 74)
- Bewegungsstörungen (unwillkürliche/willkürliche) (siehe S. 75)
- Sensibilitätsstörungen (siehe Hirnwörterbuch und S. 77)
- Sprach- und Sprechstörungen (siehe S. 102)
- Verhaltensauffälligkeiten (siehe S. 82)

In unserem Kopf befinden sich 12 wichtige Hirnnerven, die beidseitig angelegt sind und durch den Unfall bzw. die Erkrankung betroffen sein können. Sie werden von I–XII numeriert.

I: Die Geruchsnerven

Die Riechfasern enden in der Nasenschleimhaut. Besonders bei Verletzungen im Stirn- und Nasenbeinbereich können die vielen kleinen Riechfasern durchreißen, so daß die Reizleitung zum Gehirn unterbrochen wird. Die Fähigkeit, verschiedene Gerüche zu unterscheiden, wird mit Hilfe verschiedener aromatischer Stoffe durchgeführt. Das Kind muß an mehreren Fläschchen riechen. Meist wird ein einseitiger, selten ein beidseitiger Geruchsverlust festgestellt. Speziell bei Verletzungen mit Einbruch der Stirnhöhlen kann es zur Durchtrennung von Riechfasern kommen. Es werden dann nur noch Reizstoffe wie z. B. Essig über die Fasern des fünften Hirnnerven wahrgenommen.

II: Die Sehnerven

Die Sehnerven werden geprüft, indem der Augenhintergrund gespiegelt wird.

Das Sehen wird mit Hilfe von Seh-Tafeln getestet. Auf dem Weg des Sehnervs vom Auge zum Sehzentrum im Okzipitallappen (siehe S. 19) können Nervenfasern geschädigt oder durchtrennt sein. Je nach Ort und Ausmaß sind typische Ausfälle im Gesichtsfeld zu beobachten (s. Abb. 13).

III, IV und VI: Die Augenmuskelnerven

Während die Sehnerven die Bedingung dafür schaffen, daß überhaupt Bilder zustandekommen, sorgen die Augenmuskeln für die Parallelbewegung der Augen und die Scharfeinstellung des Bildes. Der Ausfall eines dieser Hirnnerven führt zum Schielen, die Augen können nicht gleichsinnig bewegt werden, und man sieht doppelt. Außerdem kann ein Ausfall dieser Hirnnerven zur Pupillenstarre mit weiter reaktionsloser Pupille führen, dabei kann das Sehen erhalten bleiben.

V: Der Trigeminus-Nerv

Dieser Hirnnerv enthält einen Ast für die sensible Versorgung (Empfindungsfähigkeit) von Augapfel und Gesicht und einen weiteren Ast für die motorische Versorgung der Kaumuskulatur (Bewegung). Er ist selten beeinträchtigt.

VII: Der Gesichtsnerv

Bei Störungen dieses Hirnnervs ist eine Gesichtshälfte schlaff gelähmt: Das Lid und der Mundwinkel hängen herab, und man kann nur »einseitig« lächeln. Je nach Höhe der Verletzung kann die Stirn gerunzelt werden oder nicht.

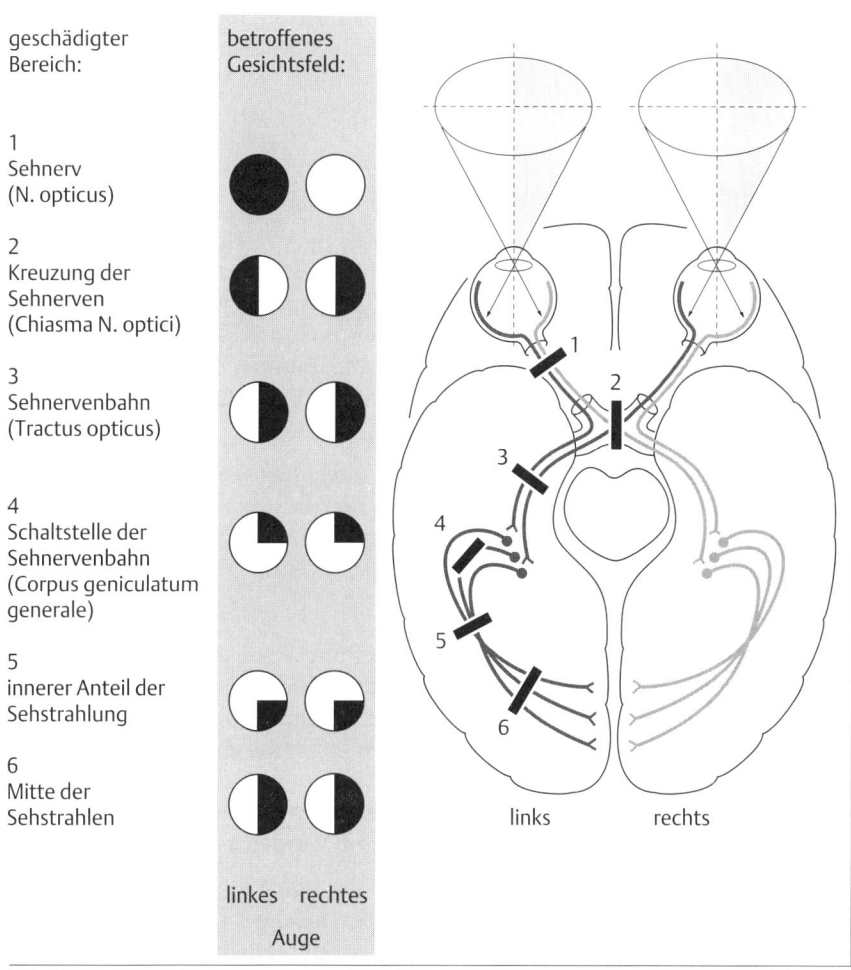

geschädigter Bereich:	betroffenes Gesichtsfeld:
1 Sehnerv (N. opticus)	
2 Kreuzung der Sehnerven (Chiasma N. optici)	
3 Sehnervenbahn (Tractus opticus)	
4 Schaltstelle der Sehnervenbahn (Corpus geniculatum generale)	
5 innerer Anteil der Sehstrahlung	
6 Mitte der Sehstrahlen	

linkes   rechtes

Auge

links   rechts

Abb. 13   Beziehung zwischen Verletzung der Sehbahn und betroffenem Gesichtsfeld

VIII: Der Hörnerv

Dieser Hirnnerv wird mit Hilfe von Stimmgabel und Hörtest untersucht. Je nach Ausmaß der Schädigung kann eine Hörminderung oder Ertaubung vorliegen.

IX, X, XII: Die untere Hirnnervengruppe

Bei diesen Hirnnerven werden Ausfälle im Bereich des Würg- und Schluckreflexes, des Schluckens, Sprechens und der Zungenbewegungen untersucht. Störungen einzelner Nerven sind selten, meist ist die gesamte Gruppe in ihrer Funktion betroffen, wie z. B. bei Dysarthrie (siehe Hirnwörterbuch und S. 103).

XI: Kopfwender

Dieser Hirnnerv wird durch aktives Kopfwenden nach rechts und links geprüft. Ein Ausfall führt zu Kopfschiefhaltung.

Es folgt eine sorgfältige Untersuchung von Kopfhaltung, Rumpf und Extremitäten, um Art und Ausmaß weiterer Störungen festzustellen. Dabei interessieren Unterschiede in der Muskelspannung rechts und links, im Reflexverhalten, im Bereich willkürlicher und unwillkürlicher Bewegungen sowie typische Bewegungs- und Haltungsmuster. Ferner erfolgt eine Überprüfung der Sensibilität, z. B. Reaktion auf Berühungs- oder Schmerzreize (siehe auch S. 77).

Aber auch Sprechen und Sprache sowie das Verhalten und der Bewußtseinszustand des Kindes gehen in die Beurteilung ein.

Die orthopädische Untersuchung

Bei der orthopädischen Untersuchung wird der gesamte Bewegungsapparat mit Wirbelsäule, Extremitäten, Gelenken, Muskeln und Sehnen überprüft. Die Befunde werden im Liegen, Stehen, Gehen und bei besonderen Funktionen erhoben. Von besonderem Interesse sind Schulter-, Ellenbogen- und Handgelenk einerseits und Hüft-, Knie- und Sprunggelenk andererseits. Das Ausmaß der Gelenkbeweglichkeit wird in Winkelgraden erfaßt; Längen, Umfänge und Seitendifferenzen werden gemessen.

Die Ausgangswerte sind wichtig, um den Verlauf von Gelenkeinschränkungen und Muskelverkürzungen zu verfolgen und mit geeigneten Mitteln zu verbessern. Es wird festgestellt, ob Gipsschalen, Lagerungsschienen, Veränderungen am Rollstuhl oder andere Hilfsmittel benötigt werden. Beim Unfall erlittene Frakturen werden auf Belastbarkeit, Stabilität und Auswirkung auf Bewegungsabläufe beurteilt und notwendige Röntgenuntersuchungen angeordnet.

—— *Ärztliche Konsiliaruntersuchungen*

Der Arzt für Augenheilkunde beurteilt die Funktion der äußeren und inneren Augenmuskeln, das Ausmaß von Augenfehlstellungen, den
Augenhintergrund mit Sehnervenaustritt und das Gesichtsfeld.

Der Arzt für Hals-Nasen-Ohrenheilkunde und Phoniatrie in-
spiziert Mund, Rachen, Nase und Gehörgänge, prüft das Gehör und beurteilt
den Kehlkopf, die Stimme, die Lautbildung und das Sprechen sowie die Zun-
gen- und Mundmotorik.

Der Urologe untersucht die Harnröhre, Blase und Nieren und
kann durch differenzierte apparative Technik auch Erkenntnisse über die
Blasenfunktion, z. B. bei Querschnittslähmungen gewinnen. Auch die Kontrolle und Neuanlage eines suprapubischen Katheters, der oberhalb des
Schambeins direkt durch die Bauchhaut in die Blase eingelegt wird, fällt in
seinen Bereich.

═══ Die krankengymnastische Befunderhebung

Die Krankengymnastin interessiert, welche Bewegungen und Bewegungsabläufe das Kind beherrscht und welche Einschränkungen, Lähmungen, Bewegungsstörungen, Haltungs- und Gleichgewichtsstörungen
vorliegen. Das Kind wird im Liegen, im Sitzen und Stehen untersucht. Im
Liegen wird z. B. geprüft, ob sich das Kind von der Rückenlage über die rechte oder linke Körperseite drehen kann. Beim Sitzen interessiert die Sitzhal-
tung, die Kraft der Haltungsmuskulatur, ob eine Rückgratverkrümmung
vorliegt und ob das Gleichgewicht gehalten werden kann. An den Bewegungsabläufen und -mustern erkennt die Krankengymnastin das Ausmaß
und die Art der Bewegungsstörung, z. B. eine Hemiparese, Tetraparese und/
oder eine Spastik. Weiter prüfen Krankengymnasten in einzelnen Untersu-
chungsschritten einfache und komplexe Bewegungen einzelner Gliedmaßen
bis hin zu großen Körperbewegungen, die viel an Koordination verlangen.

Darüber hinaus achten Krankengymnast/innen wie jeder andere
Therapiebereich auch auf die Konzentration, das Tempo, die Auffassungsgabe, die Kooperation, Ablenkbarkeit und andere Merkmale des Patienten. Je
kleiner die Kinder sind, desto spielerischer wird die gesamte Untersuchung
vorgenommen.

Die ergotherapeutische Befunderhebung

Mit Hilfe von Gegenständen des alltäglichen Gebrauchs und Spiel-Materialien prüft die Ergotherapeutin, was das Kind mit seinen Sinnen aufnehmen und verarbeiten kann (Wahrnehmung). Dabei wird u. a. auf Körperhaltung, Einsatz der Hände, Auge-Hand-Koordination, beidhändiges Arbeiten und die Qualität der Bewegungsabläufe z. B. beim Ausschneiden, Malen, Schreiben geachtet. Ferner wird geprüft, ob das Kind Aufträge oder Anweisungen in strukturierte (logisch gegliederte) Handlungen umsetzen kann.

Die Ergotherapie ist für die Versorgung der Patienten mit Hilfsmitteln aller Art zuständig, sei es der gebogene Eßlöffel, der dicke Filzstift zum Schreiben, die Antirutschfolie für den Tisch, sei es die Handschiene, der Rollstuhl oder das Therapiefahrrad, um nur einiges zu nennen.

Die Ergotherapeutin prüft und fördert auch die Selbständigkeit des Kindes (Selbständigkeitstraining).

Sie ist für das Testen und Ausprobieren von Schreibmaschinen, in manchen Kliniken zusätzlich auch von Computern und Kommunikationshilfen, zuständig.

Die logopädische Befunderhebung

Die Logopädie untersucht alles, was für eine zwischenmenschliche Kommunikation notwendig ist wie z. B. die Mimik, Mund- und Zungenbeweglichkeit, Ein- und Ausatmung und Haltung beim Sprechen. Bei den Untersuchungen wird zwischen Sprechen, Sprachgestaltung und Sprachverständnis unterschieden: Bei der Beurteilung des *Sprechens* kommt es auf die Stimmgebung, die Artikulation, die Sprachmelodie und den Sprachfluß an. Bei der Beurteilung der *Sprachgestaltung* geht es um den Inhalt des Gesprochenen, um den Gebrauch der richtigen Wörter und der richtigen Satzstellung (Grammatik). Dazu gehört auch die Fähigkeit, sinnentnehmend zu lesen und nach Diktat oder frei zu schreiben. Das *Sprachverständnis* wird im alltäglichen Umgang und mit Hilfe von Tests überprüft.

Die Logopäden kümmern sich auch um lebenswichtige Funktionen wie Kauen, Schlucken und Trinken.

▬   Die sonderpädagogische Untersuchung

Geleitet von der üblichen Vorstellung von Unterricht, erscheinen hirnverletzte Kinder und Jugendliche für längere Zeit nicht schulfähig. Wir glauben, daß die sonderpädagogische Arbeit so früh wie möglich (d. h. nach Aufklaren des Bewußtseins) beginnen sollte. Diese pädagogisch-therapeutisch ausgerichtete Förderung muß sich sowohl inhaltlich wie zeitlich an die jeweilige Situation des einzelnen Patienten anpassen.

Der Sonderpädagoge untersucht deshalb zunächst, welche Fähigkeiten erhalten und welche Funktionen gestört oder ausgefallen sind. Dazu dienen neben den bereits erhobenen Befunden der anderen Fachdienste Verhaltensbeobachtungen auf Station und im Schulzimmer. Der Pädagoge testet die Reaktion des Kindes, wenn es auf verschiedenen Sinneskanälen angesprochen wird (taktile [s. Abb. 14], optische und akustische Stimulation).

Er führt Gespräche mit dem Kind, bietet ihm Spiele an und stellt einfache schulbezogene Aufgaben. So gewinnt er eine Übersicht über den allgemeinen Bewußtseinszustand, das Orientierungsvermögen, die Wahrnehmungsleistung, die Merkfähigkeit, die Ausdauer und Konzentration, die sprachlichen und motorischen Fähigkeiten sowie das Sozialverhalten und die emotionale Ansprechbarkeit des Patienten.

Die bei dieser Untersuchung gewonnenen Erkenntnisse über das augenblickliche schulische Leistungsvermögen dienen als Grundlage für das weitere pädagogische Vorgehen.

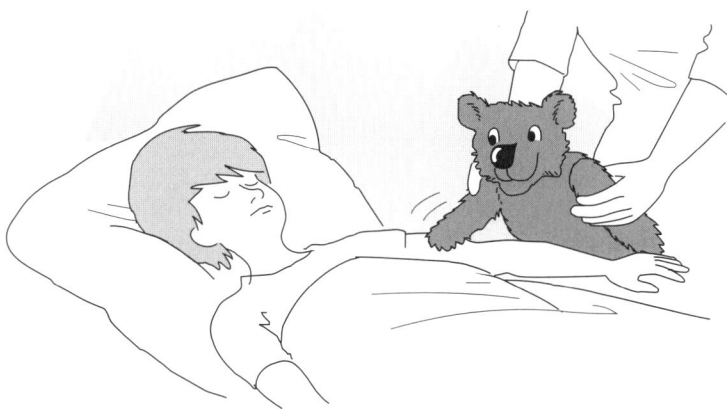

Abb. 14   Taktile Stimulation: Ansprache des Kindes durch einen Berührungsreiz

═══   Die neuropsychologische Untersuchung

Sobald sich der Patient oder die Patientin orientieren und sich ausreichend auf eine Aufgabe konzentrieren kann, nimmt die Psychologin Leistungsstichproben aus verschiedenen Bereichen (neuropsychologische Tests). Anschließend wird das Ergebnis mit den Normwerten anderer gleichaltriger Jungen oder Mädchen verglichen. So kann man feststellen, wie nahe ein Kind an seine Altersnorm herankommt oder wie weit es davon abweicht. Später, wenn das Kind vor der Entlassung steht, werden die Tests wiederholt. Im Vergleich mit den Normwerten ergeben sich Anhaltspunkte z.B. darüber, ob es günstig ist, ein Kind in die alte Schule oder den alten Beruf zurückzuschicken oder ob ein anderer Schultyp nicht eher seinem jetzigen Leistungsvermögen entspricht.

Untersucht werden üblicherweise folgende Bereiche:

– Die Fähigkeit, logische Zusammenhänge herzustellen (Intelligenz)
– Sprache
– Wahrnehmung
– Konstruktive Praxie (Vorlagen nachbauen/nachmalen können)
– Verarbeitungstempo beim Denken, Sprechen, Sehen (psychisches Tempo)
– Merkfähigkeit, vor allem für Neues und Gedächtnis
– Konzentration und Belastung

Neben diesen möglichen Störungen der Denkleistungen können auch Verhaltsänderungen auftreten, deren Ursachen durch Gespräche und Verhaltensbeobachtungen herausgefunden werden müssen. Denn die Gründe können sowohl seelisch als auch organisch (z.B. Stirnhirnschädigung) bedingt sein, wie z.B.

– Antriebsmangel und Teilnahmslosigkeit
– Witzelsucht und »Oberflächlichkeit«
– Steigerung aggressiven Verhaltens
– Distanzlosigkeit
– Fehlende Krankheitseinsicht und unrealistische Zukunftsplanung

Je nach Ursache dieser Veränderungen sind unterschiedliche Behandlungen oder Maßnahmen notwendig.

Die Testergebnisse und Verhaltensbeobachtungen werden nie für sich alleine, sondern immer auch im Zusammenhang mit den Beobachtungen, die Lehrer, Ergotherapeuten, Logopäden, Pflegekräfte, Eltern und andere Personen zusammengetragen haben, bewertet.

Zehn Wochen nach seinem Unfall ist Andreas nach Aussagen des Neurologen »zeitlich nur unscharf orientiert, nur begrenzt konzentrations- und kooperationsfähig«, d.h. er weiß zwar, wie alt er ist und daß er einen Unfall erlitten hat. Er kann aber nicht sagen, in welchem Monat und schon gar an welchem Wochentag er sich heute befindet. Er ermüdet bei der Untersuchung rasch, und seine sprachlichen und mimischen Antworten beziehen sich nicht immer sicher auf die gestellten Fragen.

Es besteht eine »rechts betonte Tetraparese«, d.h. er zeigt eine Lähmung von Armen und Beinen beider Seiten. Die rechte Seite ist stärker betroffen. Ursache ist einmal die Verletzung im Gehirn (»zentral«). Zusätzlich besteht aber der Verdacht auf eine »periphere«, d.h. außerhalb des Gehirns liegende Schädigung des rechten Arms bzw. von Armmuskeln. Immer deutlicher wird eine Beugespastik im rechten Ellenbogen, d.h. der Arm ist auch durch den Arzt oder den Krankengymnasten nicht mehr ausstreckbar.

Das Gesicht zeigt rechts eine leichte Fazialisparese, d.h. eine Lähmung der Gesichtsmuskeln, so daß es verzerrt wirkt.

Andreas zeigt zu diesem Zeitpunkt eine »relativ geringe spontane Sprachproduktion«. Er hat große Schwierigkeiten »beim Benennen, aber auch beim Nachsprechen und Lesen. Automatisierte Sprache, wie z.B. das Aufzählen der Wochentage oder einer Zahlenreihe gelingt flüssiger«. Es tauchen häufig Worte auf, die im Klang oder in der Bedeutung dem gemeinten Wort ähnlich sind (sog. Paraphrasien). Manche Worte sind jedoch nicht erkennbar und identifizierbar. Häufig perseveriert Andreas, d.h. er wiederholt gleiche Wortwendungen, ohne daß diese in den Zusammenhang passen. Er begrüßt die Besucher z.B. immer wieder mit »Vielen Dank«. Die Logopädin bestätigt den Verdacht einer Sprachstörung (Aphasie).

Eine neuropsychologische Diagnostik mit Hilfe von Testverfahren ist zu dem jetzigen Zeitpunkt noch nicht durchführbar, da Andreas rasch ermüdet und noch nicht deutlich abgrenzbar ist, ob fehlerhafte Antworten zu Lasten seiner Konzentration und Aufmerksamkeit gehen oder Hinweise auf andere Störungen sind.

Andreas erhält aufgrund dieser Befunde zunächst krankengymnastische, ergotherapeutische und logopädische Behandlungen. Die Lehrerin und die Psychologin nehmen langsam Kontakt zu ihm auf.

Drei Wochen später hat sich Andreas soweit stabilisiert, daß nun eine neuropsychologische Diagnostik möglich ist. Diese zeigt, daß An-

*dreas noch ganz erheblich verlangsamt arbeitet (Verlangsamung).
Sein logisches Denkvermögen (Intelligenz) liegt im knappen Durch-
schnittsbereich. Schulisch liegt er weit zurück, nicht nur beim Lesen
und Schreiben. Auch in Mathematik muß auf dem Niveau der 2.
Klasse angesetzt werden. Deutlich sind seine Probleme, sich sprachlich korrekt zu äußern (Aphasie). Im Bereich der Wahrnehmung
zeigt er eher seine Stärke. Es gibt keine Hinweise auf eine Apraxie.
Schwierigkeiten hat er jedoch, sich Neues zu merken (Merkfähigkeit). Im Verhalten wirkt er kindlicher als ein 10jähriger. Er wirkt
manchmal distanzlos unbekümmert. Die Mutter bestätigt unseren
Eindruck (Entwicklungsrückfall). Auf Station ist er bei Erwachsenen beliebt, Kinder dagegen meiden ihn eher, da er unnachgiebig immer wieder darauf besteht, daß sie mit ihm spielen. Uns und den Eltern ist nicht ganz klar, ob hier eine frühere Eigenart von Andreas,
d. h. seine Beharrlichkeit, deutlicher bzw. ungebremster zum Vor-
schein kommt (Persönlichkeit).*

*Acht Monate nach dem Unfall fällt Andreas für Sekunden in eine
kurze Bewußtlosigkeit und zeigt Streckkrämpfe. Ein gleich darauf
durchgeführtes EEG kann den Verdacht auf einen epileptischen Anfall (posttraumatische Epilepsie) nicht eindeutig bestätigen.*

*Wie wird es wohl weitergehen? Welche schulischen Möglichkeiten
bleiben für ihn am Ende seines Krankenhausaufenthaltes? Wird er
später einen Beruf erlernen können?*

(In Anführungszeichen gesetzte Textpassagen sind Zitate aus dem
Befundbogen. Die eingeklammerten Begriffe werden ab Seite 60 erklärt.)

≡   Körper und Seele – eine integrierende Sichtweise

»Stellen Sie sich den Menschen als ein großes Ein-Familienhaus
vor – mit seinen verschiedenen Räumen. Im Dachgeschoß ›wohnt‹ das Gehirn. In einem Stockwerk entdecken wir das Zimmer der ›Persönlichkeit‹. Im
anderen finden wir den Beziehungsraum. Dort sehen wir, wie die Person ihre
Beziehungen gestaltet. Und wieder in einem anderen Stockwerk gelangen
wir in den Raum des Weltbildes und der Überzeugungen. Dort können wir
beobachten, mit welchen Ideen und Wertvorstellungen die Person ihr Leben
gestaltet. Alles ist aufeinander abgestimmt. Alles hat seine innere Ordnung.
Das Haus selbst ist umgeben von einem Garten, seiner Umwelt. Beide haben
sich aneinander angepaßt und sind aufeinander abgestimmt.«

Was passiert bei einer Hirnschädigung?

Stellen Sie sich vor, ein Blitz schlüge in das Haus ein. Dieser trifft nicht nur das Dach, sondern seine elektrische Energie geht durch das ganze Haus hindurch, durch jeden Raum und schafft dort Veränderungen.

Plötzlich bricht das bis dahin bestehende Gleichgewicht und die innere Ordnung »im Menschen« zusammen: Was bisher zusammenpaßte und stimmte, gerät in Unordnung, stimmt nicht mehr, paßt nicht mehr zusammen, ist desorganisiert. Diesen Prozeß der Störung kann man in jedem Raum beobachten. Überall – im ganzen Haus wie auch in seinen einzelnen Räumen – spiegelt er den gleichen Vorgang. Ein bisher gut funktionierendes Zusammenspiel wird gestört und gerät in Unordnung.

Im Gehirn:

Elektrische Impulse werden nicht oder verlangsamt oder unkontrolliert weitergeleitet. Die biochemischen Verhältnisse ändern sich und diese haben Einfluß auf die elektrophysiologischen Prozesse. Das Zusammenspiel elektrophysiologischer und biochemischer Prozesse ist aus dem Gleichgewicht geraten.

Innerhalb der Persönlichkeit:

Das Kind fühlt sich fremd, kennt sich nicht mehr . . . Das alte Selbstbild paßt nicht zur veränderten Person, als die das Kind sich erlebt und die es noch nicht kennt. Das Erleben, Fühlen, Denken und Verhalten wirkt unstimmig. Da genau das Instrument bei einer Hirnschädigung betroffen ist, mit dem wir unsere Welt wahrnehmen, sieht das Kind sich und die Welt nun durch eine andere Brille.

Beziehungen:

Beziehungsverhalten und -gestaltung wirkt unstimmig und irritierend. Jugendliche verhalten sich wie kleine Kinder. Sie starren das Gegenüber unverwandt an oder begrüßen Fremde wie die besten Freunde. »Irgendwas stimmt nicht« ist ein häufiges Gefühl in der Begegnung mit Hirnverletzten.

Im Weltbild (Bezugsrahmen):

Alte Überzeugungen, Werte und Glaubenssätze stimmen nicht mehr mit der Wirklichkeit überein, so z. B. der Satz »Wenn ich nur will, kann ich« oder »Je mehr ich übe, desto schneller werde ich gesund«. Denkgewohnheiten werden durch die Hirnschädigung in Frage gestellt – nicht nur für die betroffenen Kinder, sondern auch für deren Familien. »Das hätte ich mir nie vorstellen können!« sind Sätze, die wir sehr oft hören.

Im Verhältnis zur Umwelt:

Die Kinder kommen mit ihrer Umgebung nicht mehr zurecht. Sie werden durch deren Bedingungen überfordert. Kind und Umgebung sind nicht mehr aufeinander abgestimmt.

Peter, 15 Jahre, sprach nach dem Unfall so schnell, daß wir ihn kaum verstanden. Wir baten ihn, um ihn besser verstehen zu können, er solle »normal schnell« sprechen. Peter reagierte verwundert: »Das tu' ich doch!« Für ihn klang das also »normal«. So baten wir ihn, für uns etwas langsamer zu sprechen. Er tat dies – und klang nun wie jeder andere. Er aber stöhnte: »Ich glaub, ich schlaf' ein!«

Besserung nach einer Hirnschädigung

besteht in dem mehr oder weniger erfolgreichen Versuch, ein neues Gleichgewicht zwischen der veränderten inneren und der damit verbundenen äußeren Welt wiederherzustellen.

Dabei kann man in jedem »Raum« ansetzen. Wichtige Veränderungen in einer »Wohneinheit« haben immer auch Auswirkungen auf die anderen: Die krankengymnastischen Übungen, um das Kind wieder auf die eigenen Füße zu bringen, ordnen im Gehirn wichtige Bahnen neu. Aber auch in den Räumen »Persönlichkeit« und »Beziehung« wird durch das Laufenlernen »Selbständigkeit« neu angeregt und gefördert.

Damit diese Veränderungen systematisch vorangehen, werden die Therapien während der rehabilitativen Behandlung aufeinander abgestimmt.

Besserung nach einer Hirnschädigung ist neben dieser Abstimmung der Maßnahmen davon abhängig, wie sehr es dem Patienten und seiner Umwelt, d. h. der Schule, den Eltern und anderen wichtigen Bezugspersonen gelingt, sich zu verständigen. Diese Verständigung setzt wiederum voraus, daß die dem Hirnverletzten eigene Art, die Welt wahrzunehmen und ihr »Sinn« zu geben, angemessen erfaßt wurde.

Lernen Sie, durch die Augen Ihres Kindes zu sehen. Folgen Sie dem Kind durch seine neue Welt. Bleiben Sie nicht draußen stehen.

≡ Der Rehabilitationsplan

Die durch verschiedene Fachdienste erhobenen Befunde werden gemeinsam besprochen und ein *vorläufiger* Rehabilitationsplan entworfen. Das Kind bekommt einen Wochenstundenplan.

Tab. 2   Stundenplan von Andreas in den ersten Wochen Rehabilitationsklinik

Zeit	Mo	Di	Mi
8.00 – 9.00	Kranken-gymnastik	Kranken-gymnastik	Kranken-gymnastik
9.00 – 10.00	–	–	–
10.00 – 11.00	Ergotherapie	–	Ergotherapie
11.00 – 12.00	Klinik-Schule	Klinik-Schule	Klinik-Schule
13.00 – 14.00	–	Logotherapie	Logotherapie
14.00 – 15.00	Psycho-motorik*	–	Schwimmen*
15.00 – 16.00	–	Holzwerken*	–
16.00 – 17.00	–	–	–

Zeit	Do	Fr	Sa
8.00 – 9.00	Kranken-gymnastik	Kranken-gymnastik	Kranken-gymnastik
9.00 – 10.00	–	–	–
10.00 – 11.00	–	Ergotherapie	–
11.00 – 12.00	Klinik-Schule	Klinik-Schule	–
13.00 – 14.00	Logotherapie	–	–
14.00 – 15.00	–	Kegeln*	–
15.00 – 16.00	Töpfern*	–	–
16.00 – 17.00	–	–	–

* Um diese Bereiche wurde der Stundenplan bei steigender Belastbarkeit ergänzt.

Je nach Alter und Belastbarkeit erhält es täglich Einzeltherapien, Gruppentherapien und Unterricht in der Klinikschule. In der Anfangszeit kann ein Kind oft nicht mehr als drei Therapiestunden pro Tag bewältigen, da Belastbarkeit, Konzentrationsfähigkeit und Ausdauer noch vermindert sind und es zwischen den Therapiestunden Erholungsphasen benötigt.

Entsprechend dem Wiedererwerb verschiedener Funktionen wird auch der Stundenplan immer wieder geändert und umgestellt.

In der täglichen Arbeit unterscheiden wir zwischen *Nahzielen*, die oft innerhalb weniger Tage und Wochen erreicht werden, und *Fernzielen*.

Zu den Nahzielen gehören:
– Sitzen im Stuhl oder Rollstuhl
– Selbständiges Trinken, Kauen und Essen
– Entwöhnung vom suprapubischen Blasenkatheter
– Entwöhnung von der Magensonde
– Sauberkeitserziehung
– Ja-Nein-Sagen
– Mithelfen beim Lagern oder Anziehen
– Verringerung epileptischer Anfälle

Fernziele werden erst nach Wochen oder Monaten erreicht. Der Weg dorthin muß in kleinen Etappen bewältigt werden. Für das Fernziel »Laufen« z. B. muß zuerst die Rumpfdrehung eingeübt werden, dann das Aufsetzen, das freie Sitzen, der Kniestand, der Halbkniestand, der Stand und schließlich das Gehen.

Beispiele für Fernziele:
– Motorische Unabhängigkeit, zunächst aktives Rollstuhlfahren, Gehen mit Hilfsmitteln, freies Gehen
– Selbständigkeit in den Aktivitäten des täglichen Lebens wie Körperpflege, Anziehen, selbständiges Einnehmen von Mahlzeiten
– Aufbau einer altersgemäßen Kommunikation mit Gleichaltrigen und Erwachsenen
– Selbständiges Denken und Handeln, Entscheidungen im Alltag treffen, Kritikfähigkeit, planendes Handeln
– Denken und Lernen im Unterricht, um wieder auf einen altersgemäßen schulischen Wissens- und Handlungsstand zu kommen
– Soziale Interaktion, die verbunden ist mit Kommunikation und die Selbständigkeit für sich und in der Gruppe erfordert
– Schulung und Eigenverantwortlichkeit für eine gute Kooperation in allen Therapie- und Stations-Situationen

Werden bestimmte Fernziele erreicht, wird häufig auch die Möglichkeit einer baldigen Entlassung in Aussicht gestellt.

Ähnliche Rehabilitationspläne und -ziele gelten – je nach individueller Situation und Entwicklung nach einer Hirnerkrankung oder -Verletzung – auch für andere neurologische Störungen.

Medizinische und neuropsychologische Störungen – wie hilft die Rehabilitation?

In diesem Kapitel beschäftigen wir uns mit den Problemen, die während der Rehabilitationszeit besondere Aufmerksamkeit verdienen. Die beschriebenen Störungen im Verhalten und Erleben können im Laufe der Behandlung abnehmen. Im Einzelfall können sie aber auch länger bestehen bleiben.

Wir werden Symptome nach ihrem Erscheinungsbild beschreiben und wollen Ihnen Hilfen geben, mit dem ungewohnten Verhalten Ihres Kindes besser umgehen zu können.

Der Ratgeber ersetzt nicht die Abstimmung mit dem behandelnden Pflege- und Therapeutenteam. Unsere Vorschläge beziehen sich vor allem auf die Besuchszeit und das Wochenende zu Hause. Bitte bedenken Sie dabei folgendes:

- Ihr Kind hat bereits anstrengende Aktivitäten hinter sich und braucht Erholung und Entspannung. Therapiepausen, in denen es sich auf seine Art erholen kann, sind wichtig. Ein zufriedenes, erholtes Kind lernt am nächsten Tag mehr als ein müdes, frustriertes Kind. (Natürlich gilt das in gleicher Weise für Jugendliche.) **Therapie am Wochenende kann auch schaden.** Notwendige Ausnahmen bespricht der behandelnde Arzt mit Ihnen.
- Ihr Kind muß während der Therapie oft an seinen Grenzen arbeiten. Sprechen Sie deshalb sein Können und seine Möglichkeiten an. **Loben Sie** Ihr Kind für das, was es schon erreicht hat. Betonen Sie das, was das Kind schon selbständig tun kann.
- **Kinder lernen beim Spielen,** und sie brauchen Spaß. Wenn Sie mit Ihrem Kind üben, achten Sie darauf, daß es mehr Erfolge als Mißerfolge hat. Setzen Sie lieber zuerst niedrig an und steigern Sie langsam die Anforderungen.
- Was auch immer Sie miteinander »machen«, es muß für beide stimmen. **Setzen Sie weder sich noch Ihr Kind unter Druck.** Spannungen, die Sie empfinden, teilen sie auch Ihrem Kind mit und können zu Überforderungsreaktionen (wie z.B. Verweigern) führen. Daher:
- **Leben Sie ganz im Hier und Jetzt**, wenn Sie Ihr Kind besuchen. Versuchen Sie die Gedanken, die die Zukunft oder auch Vergangenheit betreffen, anderen Personen mitzuteilen. Sorgen Sie damit auch – wir möchten dies als etwas ganz besonders Wichtiges betonen – für **Ihr Wohlergehen.** Auch Sie haben Anspruch auf Hilfe und Entlastung.

– Sehen Sie das Stationsteam und sich selbst als eine Einheit, die zusammen wichtige Elemente für den gesamten Entwicklungsprozeß liefert: Fordern-Konfrontieren und Fördern-Unterstützen-Bestätigen-Anerkennen-Ermutigen. Teilen Sie den Betreuern Ihre Beobachtungen und Erfahrungen mit. Diese können für das Team eine wertvolle Hilfe bei der Einschätzung und Behandlung Ihres Kindes sein.

Die Frührehabilitation

Die Frührehabilitation ist ein Glied in der Rehabilitationskette, welches an die Akutphase auf der Intensivstation anschließt. Sie betrifft Patienten mit verschiedenen Graden von Bewußtseinstrübungen, Patienten im **apallischen Syndrom** und in der **Aufwachphase.** Sie bedürfen einer besonders intensiven medizinischen, pflegerischen und therapeutischen Versorgung. Die Frührehabilitation kann deshalb als Intensivbereich der Rehabilitationsklinik bezeichnet werden.

Es liegen Symptome vor wie: ausgeprägte Tonuserhöhung in bestimmten Muskeln von Armen und Beinen, Schwitzen, Temperaturschwankungen, Unruhe mit Schreien, Herzklopfen und rasche Atmung. Diese Symptomatik kann durch Sauerstoffmangel, Schädelhirnverletzung, Hirnblutung, Hirnentzündung oder andere Krankheitszustände verursacht werden.

Das **Durchgangssyndrom** in seiner ausgeprägten Form gehört ebenfalls in den Bereich der Frührehabilitation.

Die Frührehabilitation ist dann abgeschlossen, wenn der Patient wieder orientiert und geordnet ist, mit der Umwelt kommuniziert, einfache Tätigkeiten ausführen kann, und sich, wenn auch mit Hilfe, in einer Gruppe aufhalten kann. Die Herz-Kreislaufverhältnisse sind stabil, das Kind kann im Rollstuhl sitzen.

Das apallische Syndrom

An die Phase tiefer Bewußtlosigkeit kann sich das sogenannte apallische Syndrom anschließen. Apallisch bedeutet, daß das Großhirn nicht »arbeitet«, d. h. es herrscht ein *Zustand ohne bewußte Steuerung* (siehe Abb. 15, S. 62).

Die Kinder und vor allem auch Jugendliche kommen von der tiefen Bewußtlosigkeit in einen Zustand (auch als *Wachkoma* bezeichnet), in dem sie mit geöffneten Augen im Bett liegen, ins Leere schauen, nichts fixieren und keinen Kontakt zu den Personen in der Umgebung aufnehmen, geschweige denn lächeln, den Kopf wenden oder die Hand geben. Sie können zum Teil kauen und schlucken, tun dies automatisch, sobald etwas in den Mund gelangt. Der Patient ist am ganzen Körper infolge eines erhöhten Muskeltonus steif (Spastik).

Man kann sich den Zustand so vorstellen, als ob im Gehirn dichter Nebel herrscht und Informationen weder verarbeitet noch verstanden werden. Vielleicht aber ist es möglich, daß in einem solchen Zustand wieder viel ursprünglicher wahrgenommen und empfunden wird, vielleicht wie bei einem ungeborenen Kind, das nur Bewegungen, Geräusche und Stimmen erlebt, ohne diese in Sprache übersetzen zu können. Es ist möglich, daß das »Un-Bewußte« Botschaften aus dieser Zeit aufnimmt, die wie Samen aufgehen und wirksam werden und die vielleicht den Prozeß des Aufwachens beeinflussen können. So ist es gut, dem Kind ermutigende oder beruhigende »Nachrichten zu senden«, ihm z. B. zu sagen, daß man es lieb hat, daß man da ist, daß man auf es achtet, bis es aufwacht und ähnliches mehr.

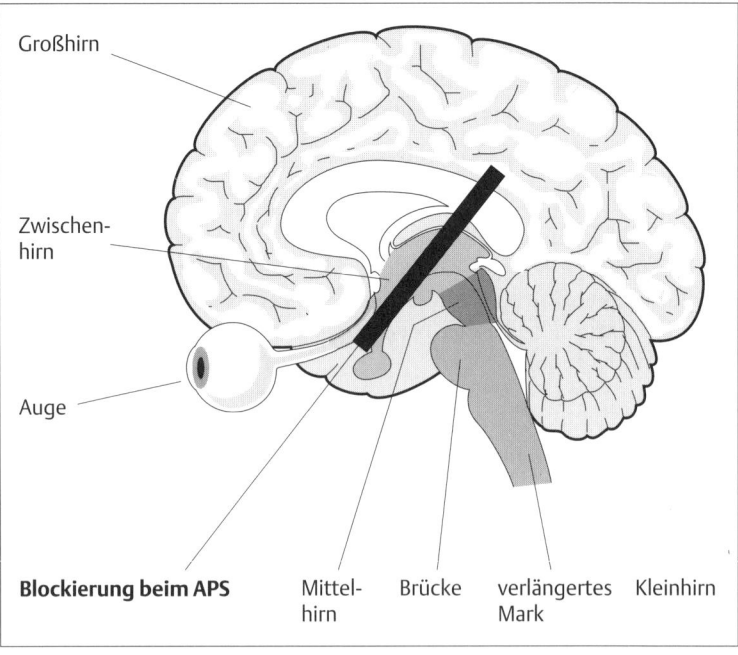

Abb. 15   Blockierung der Verbindung zwischen Hirnstamm und Großhirn beim apallischen Syndrom

Wenn man davon ausgeht, daß das Kind unter Umständen einzelne Botschaften unbewußt aufnehmen könnte, dann ist es genauso wichtig, darauf zu achten, daß nicht unbedachte Bemerkungen an seinem Bett gemacht werden, die es »miß-verstehen« oder in den »falschen Hals« kriegen könnte.

Keine Gespräche über das Kind am Bett führen.

Gut ist es auch, an die früheren Phasen der Entwicklung anzuknüpfen, nämlich an typische Handlungen im Säuglings- und Kleinkindalter wie z. B. Geräusche mit der Rassel, Gute-Nacht-Lieder mit der Spieluhr, Wiegen auf dem Schoß, Streicheln, Zureden, Singen von Kinderliedern, usw. Auch können Kassetten mit Kinderliedern oder Hörspielen, an denen die Kinder früher Spaß hatten, wie z. B. »Benjamin Blümchen« oder »Heidi«, gespielt werden. Es ist richtig, alle Sinne einzubeziehen, um Spuren zu legen. Solche Signale helfen, den Weg zurück zu finden, wie die Leuchttürme am Ufer einem Schiff im Nebel. Welche Reize eher angenehm sind, welche eher erschrecken – das muß jeder ausprobieren. Manchmal ist es gut, lauter zu sein, manchmal ist es besser, zart und leise zu sein, um durchzudringen. Wir gehen davon aus, daß kein Geräusch, kein Licht, kein Geruch für die Kranken unbedingt so ist, wie wir Gesunden es hören, sehen oder riechen.

Denn die Qualität all dieser Eindrücke kann aufgrund der ungenügenden Informationsverarbeitung des Gehirns sehr verzerrt sein. Je besser *die sinnliche Wahrnehmung* wieder funktioniert, desto deutlicher werden auch wieder die Reize erfahren. Auch das Repertoire der Antwortmöglichkeiten ist am Anfang stark eingeschränkt. So können Reaktionen überwiegen, die wie Schmerz und Unbehagen aussehen, weil andere Ausdrucksqualitäten noch fehlen.

Das apallische Syndrom kann Tage, Wochen, aber auch Monate dauern. Hält es über mehrere Monate an, so steigt die Gefahr, daß dieser Zustand dauerhaft anhält und das Kind bzw. der Jugendliche auf Dauer auf Pflege angewiesen sein wird. Nach unseren Erfahrungen ist dies der Fall, wenn etwa ein Jahr nach dem Unfall trotz guter therapeutischer Versorgung keine wesentlichen Fortschritte mehr erkennbar sind.

Wenn Ihr Kind in diesem Zustand in ein Pflegeheim verlegt wurde oder Sie es zu Hause pflegen, kann es jedoch in das Rehabilitationskrankenhaus zurückkehren, wenn es Monate später aus dem apallischen Syndrom erwachen sollte. Auch dies ist in vereinzelten Fällen möglich. Kein Verlauf nach einer Hirnschädigung ist wie der andere.

■ **Nach einem apallischen Syndrom von mehreren Wochen Dauer ist immer mit bleibenden Behinderungen zu rechnen.**

Was hilft während des apallischen Syndroms?

Als erstes versuchen wir, die einzelnen Sinnesorgane durch sehr einfache Reize zu stimulieren. Dabei erscheint es uns wichtig, zwischen den Reizen Pausen zu lassen und auch beim Übergang von einem Sinnesorgan zum anderen einen größeren zeitlichen Abstand zu halten. Ein Übungsprogramm, welches auch die Angehörigen *unter Anleitung* durchführen können, könnte so ablaufen:

Lage spüren: Passives Durchbewegen von Armen und Beinen, Massieren und Bewegen von Händen und Füßen.

Bewegung spüren: Sehr vorsichtiges langsames Wiegen im Schoß des auf dem Bett sitzenden Angehörigen, Fahren im Pflegerollstuhl.

Fühlen (Haut): Hier empfiehlt sich längeres Anfassen mit deutlichem Druck, Auflegen einer Wärmflasche, kräftiges Streichen über die Arme.

Schmecken: Tropfenweise Gabe von Orangensaft, Zuckerlösung, Salzlösung.

Riechen: Anbieten von eindeutigen Gerüchen wie z. B. Zitronenöl.

Hören: Wiederholung einzelner Töne mit dem Triangel, Glöckchen, einem Klangstab.

Sehen: Mit einer Taschenlampe und farbigen Folien können Lichtreize gegeben werden.

Bei all diesen Reizen muß das Kind genau beobachtet werden, um zu heftige Reaktionen zu vermeiden. Während der verschiedenen Handlungen ist es selbstverständlich, mit wenigen und ruhigen Worten das jeweilige Tun zu erklären.

■ **Während des apallischen Syndroms dient das Sprechen nur der Unterstützung der Handlung, da das Fühlen und Empfinden die eigentliche Sprache dieser Zeit ist.**

Die Aufwachphase

Woran erkennt man, daß ein Kind aus dem Koma bzw. dem apallischen Syndrom erwacht? Meistens geschieht dies nicht plötzlich, sondern man stellt immer häufiger fest, daß das Kind

– auf Ansprache den Kopf wendet oder die Augen öffnet oder
– einfache Anweisungen befolgt;
– Gesichter, Gegenstände oder Personen mit den Augen fixiert;
– Reize wie Licht mit den Augen verfolgt oder den Kopf in Richtung von Geräuschen wendet;
– Gesten, wie z. B. Handdruck häufiger als zufällig einsetzt, als wortloses Zeichen, z. B. für Ja oder Nein;
– häufiger die Mimik verändert.
– Erste Worte sind ein ganz klares Zeichen für das beginnende Erwachen, können aber auch noch lange Zeit fehlen.

Diese und viele andere Reaktionen, auch kleinste Fortschritte im Prozeß des Erwachens kann der Arzt z. B. mit Hilfe der Koma-Remissionsskala erfassen und auswerten.

 Was hilft während der Aufwachphase?

Ist das Kind schon so weit bei Bewußtsein, daß es kurz die Augen auf etwas oder jemanden fixiert, jemandem nachblickt oder eine gezielte Körperbewegung macht, dann können auch etwas ausgestaltetere Reize angeboten werden, wie z. B.:

Bewegung spüren: Wiegen in der Hängematte, Bewegung auf dem Stehbett.

Tasten: Verschiedene Gegenstände in die Handfläche des Kindes legen, wie z. B. Gummiball, Murmel, Walnuß, Nagelbürste. (Achtung: Gegenstände werden reflektorisch in den Mund gesteckt.)

Fühlen (Haut): Streicheln mit rauhen und weichen Stoffen, eincremen, einölen.

Schmecken: Schokoladenkrümel, Eis (nur kleine Mengen wegen der Gefahr, daß das Kind sich verschluckt), Zitronen.

Riechen: Parfüm, Rasierwasser, Seife, Zahnpasta.

Hören: Spieluhr, Kinderlieder singen, Töne auf dem Instrument, welches vor dem Unfall gespielt wurde.

Sehen: Mobile, Kuscheltier, Puppe.

Wenn der Reaktionsspielraum zunimmt, können auch Dinge angeboten werden, die helfen, den Zugang zu verschiedenen Erinnerungen und Vorstellungen herzustellen.

Bewegung spüren: Schaukeln in der Hängematte, Aufzug fahren.

Tasten: Kneten, Legosteine, Playmobilmännchen.

Fühlen (Haut):   Streicheln, Eincremen, Fönen, Massieren.

Schmecken: Wie bei Riechen, wenn orale Ernährung möglich ist.

Riechen: Warme Pizza, heißer Kakao, an Speisen und Getränken riechen lassen (sofern orale Ernährung möglich ist).

Hören: Lieblingskassetten, Vorlesen, Kassetten mit den Stimmen verschiedener Familienmitglieder, Singen, Instrument spielen, Kinderreime.

Sehen: Junior-Memory-Karten, einfache Bilderbücher, Kuscheltiere, Spielzeugautos, Bilder aus den Interessengebieten des Kindes wie z. B. Tiere, Stars, Autos, Sport, usw.

Das postkomatöse Durchgangssyndrom

Wie auf Seite 32 kurz beschrieben, wird unter dem Begriff Durchgangssyndrom die Übergangzeit zwischen dem Erwachen aus der Bewußtlosigkeit und der Stabilisierungsphase verstanden. Die Grenzen zwischen diesen Phasen sind fließend und meistens nur rückblickend zu definieren.

Mit Durchgangssyndrom ist also die jeweils individuell unterschiedliche Zeit gemeint, in der der aus dem Gleichgewicht gebrachte Organismus versucht, sich wieder zu ordnen und zu orientieren. Symptome, die hier zu beobachten sind, sind vorübergehender Natur. Das Durchgangssyndrom kann sich über Wochen und Monate erstrecken. In Tabelle 3, S. 68/69 beschreiben wir verschiedene Symptome und ihre Prognose.

Die Phase des Durchgangssyndroms ist eine Zeit, die für alle durch das verwirrte und befremdende Verhalten der Kinder beunruhigend und belastend ist. Aus diesem Grund möchten wir sie an dieser Stelle ausführlicher beschreiben:

Das Gehirn beginnt – nach der Zeit der Bewußtlosigkeit – wieder bewußt zu arbeiten. Dennoch gelangen jetzt zunächst nur flüchtige Eindrücke ins Gehirn, denn immer wieder bricht seine Organisation zusammen. Das Denken und Verarbeiten verhält sich wie ein Fernsehgerät, das ständig Störungen hat, dessen Bild verschwimmt, rennt, ab und zu stehenbleibt, der Ton kommt, geht, mal ist Farbe da, mal nur schwarz-weiß, und dann geht wieder gar nichts mehr.

Das Kind bzw. der Jugendliche kann noch nicht begreifen, was ihm geschieht. Es kann die lichten Momente oft noch nicht festhalten und zusammenreimen. Es braucht darum nun von uns vor allem das, was ihm fehlt, wofür sonst sein Gehirn sorgt: Ordnung, Orientierung, Überblick, Sicherheit, Schutz, Verstehen, Führung.

Wir müssen dem Kind helfen, sich zurechtzufinden: wer es ist, wo es ist, was geschehen ist. Wir müssen ihm helfen, daß es das Neue, das auf es einwirkt, nicht überflutet, sondern es »häppchenweise« erreicht. Die normale Vielfalt muß für das Kind auf einen einfachen Nenner gebracht werden, damit es aufgenommen werden kann. Das gilt für die Sprache (einfache kurze Sätze) als auch für alle Anforderungen. Es ist gut, sich daran zu erinnern, wie wir damals, als die Kinder geboren wurden, mit ihnen umgegangen sind. Wir sind langsam mit ihnen und unseren Ansprüchen und Erwartungen an sie mitgewachsen. Wir haben sie immer dort abgeholt, wo sie in ihrer Entwicklung standen.

▪ Entwicklung braucht Zeit!

Nach unseren Beobachtungen durchlaufen viele Kinder und Jugendliche mehr oder weniger deutlich Phasen wie im 1. Lebensjahr:

- – Sie lernen, Gegenstände mit den Augen zu verfolgen;
- – sie reagieren auf Geräusche mit Aufmerksamkeit, dann Hinwenden;
- – sie beginnen zu greifen, erst einmal automatisch nach allem, und stecken es dann in den Mund;
- – sie entwickeln einen Schlaf-Wachrhythmus;
- – sie entspannen mehr und beginnen zu lächeln;
- – sie beginnen, Laute zu äußern, einfache Sprache zu verstehen;
- – sie vollziehen erste einfache sinnvolle Handlungen (z. B. Trinken, einfache Spiele, Ein- und Ausräumen usw.).

Noch nicht möglich aber ist es für sie, Gefahren zu erkennen, Schamgefühl zu haben, ihre Ausscheidung zu kontrollieren. Sie haben keine Vorstellung von den Dingen, die sie nicht sehen.

Tab. 3   Symptome des Durchgangssyndrom und ihre Prognose

Symptome	Beschreibung	Prognose
Körperliche Symptome	Starkes Schwitzen, Kopfschmerzen, Unruhe, Blässe, gestörte Hunger-, Durst-, und Sättigungsgefühle.	Meist vorübergehend.
Wachheit/Bewußtheit	Fehlender Tag-Nacht-Rhythmus; Wahrnehmungsfähigkeit und Verarbeitung von Eindrücken erheblich vermindert und ungeordnet.	Wachheit und Bewußtheit steigen meistens zunehmend.
Müdigkeit und mangelnde Belastbarkeit	Patienten ermüden rasch, Aufmerksamkeit und Konzentration lassen schnell nach, Patienten beginnen zu gähnen und immer mehr Fehler zu machen, wenn sie an ihre Leistungsgrenze stoßen.	Die Belastbarkeit nimmt während des Durchgangssyndrom zu. Die längerfristige Belastbarkeit kann noch lange ein Problem bleiben, ebenso wie eine dauerhafte und ungestörte Konzentration auf eine Aufgabe.
Vergröberung	Das Verhalten und Denken wirkt gröber, undifferenzierter, einfacher.	Das Verhalten und Denken wird differenzierter, die frühere Persönlichkeit kommt wieder mehr zum Vorschein.
Starrheit der Bewegung, des Verhaltens und der Mimik	Patienten wirken verlangsamt, denken und verhalten sich oft wie »im Zeitlupentempo«, der Gesichtsausdruck wirkt leerer, sie scheinen manchmal durch einen hindurchzuschauen.	Bewegungen, Mimik und Verhalten werden flüssiger und lebendiger, je wacher Patienten werden.
Unruhe	Patienten sind unruhig, zeigen Angst, haben aufgerissene Augen, schreien oder rufen, laufen – wenn dies schon möglich ist – ständig herum, wollen fort.	Bessert sich meistens.
Perseverationen	Patienten fragen immer wieder das gleiche, sie erzählen das gleiche, sagen oft das gleiche.	Bessert sich meistens.

Tab. 3 (Fortsetzung)

Symptome	Beschreibung	Prognose
Denk- und Leistungsstörungen	Auch wenn die logischen Fähigkeiten »da« sind, kommt es immer wieder zu »Fehlleistungen«. Je komplexer und schwieriger die Leistungsanforderung ist, desto eher sind die Fehler zu beobachten.	Der Zugriff auf die eigenen Fähigkeiten wird konstanter, Fehler geringer. Zuerst kann nur ein Sachverhalt gut verarbeitet werden, dann können zwei Faktoren gleichzeitig bedacht werden, dann drei . . .
Merkfähigkeitsstörungen	Der Patient erinnert sich zwar an Geschehnisse, die sich Wochen, Monate **vor** dem Unfall/Krankheitsereignis ereignet haben, aber das Gedächtnis für das **Heute und Jetzt** ist minimal. Neues, was vor Minuten, vor ein paar Stunden, gestern war, kann nicht gespeichert werden.	Es werden immer mehr Dinge in der zeitlichen Nähe vor dem Unfall/Krankheit erinnert (fast nie das Unfallereignis selbst). Immer mehr neue Dinge (Namen, Räume, Personen, Daten) werden im Gedächtnis behalten.
Räumliche Orientierungsstörungen	Patienten finden sich auf der Station nicht zurecht. Sie suchen ihr Zimmer oder verlassen die Station und irren umher, ohne zurückzufinden.	Bessert sich meistens mit zunehmender Wachheit und Bewußtheit ihrer Situation
Durchleben früherer Entwicklungsstufen (Regression)	Kinder und Jugendliche wirken in ihrem Verhalten jünger, als sie sind. Sie zeigen Verhaltensweisen von früher (siehe unten).	Meistens durchlaufen die Patienten mehr oder weniger rasch die anschließenden Entwicklungsphasen.
Störungen des Kontaktverhaltens	Patienten zeigen kleinkindhaftes Kontaktverhalten, machen keinen Unterschied im Kontakt mit fremden oder vertrauten Personen, halten keine angemessene Distanz (Handküsse geben, Umarmen, Duzen von Erwachsenen, scheinbar vorlautes und ungezogenes Verhalten, bei jugendlichen mangelnde Hemmung sexueller Impulse, fehlendes Schamgefühl), ihr Kontaktverhalten wirkt sprunghaft und flüchtig.	Bessert sich meistens mit zunehmender Wachheit und Orientierung.
Affektlabilität	Gefühlszustände wie Freude, Trauer, Wut, usw. lassen sich leicht durch äußere Ereignisse auslösen und wechseln rasch. Ihr Ausdruck wirkt oft nicht der Situation angemessen.	Stimmungen werden meist konstanter und Stimmungswechsel werden nachvollziehbarer, z. B. als eine Form, die Behinderung zu verarbeiten.

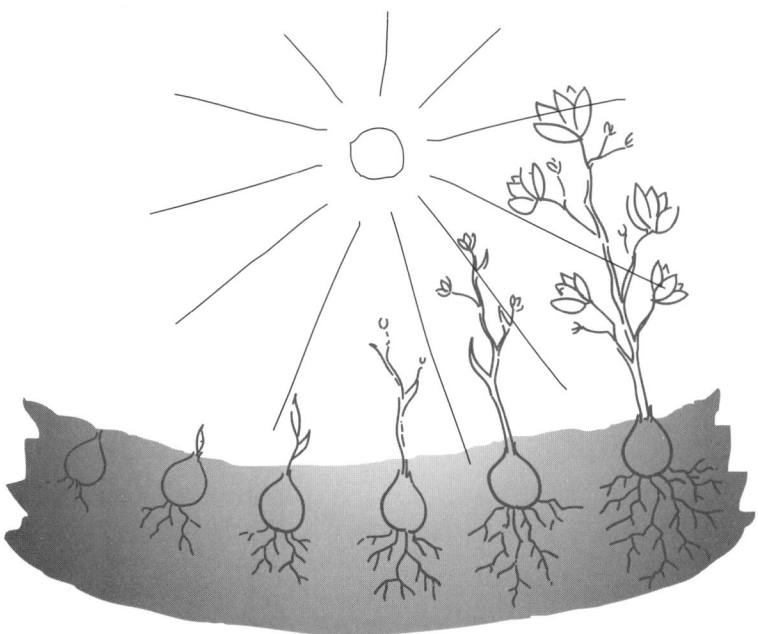

Abb. 16   Entwicklung braucht Zeit!

Vielleicht ist dies auch ein Schutz der Natur, denn in dieser Phase ist bei den meisten Kindern und Jugendlichen kein Zeichen von Heimweh zu erkennen. Sie wissen nicht genau, wer sie sind, wo sie sind, wie alt sie sind, was geschehen ist und welche Zeit heute ist.

Ist der Patient wacher, so zeigt er während des Durchgangssyndroms manchmal für uns merkwürdige Verhaltensweisen. Einige von ihnen entwickeln Automatismen wie z. B. Küßchen-Geben oder Alles-In-Den-Mund-Stecken. Sicher hat auch dieses Verhalten seinen Sinn für das »gesund werdende« Gehirn. So könnte man sich dieses Verhalten als eine Art Markierungszeichen auf dem Entwicklungsweg vorstellen, an dem das Kind schon einmal vorbeigekommen ist und das ihm nun als etwas Vertrautes Sicherheit gibt. Körper und Gehirn halten daran fest, vielleicht weil es ihnen »Sinn macht« – in dem sonst eher noch anhaltenden Chaos.

Doch so verständlich dies für das Gehirn sein mag, daran festzuhalten, so würde es doch langfristig keine Weiterentwicklung geben, wenn wir immer nur um diese bekannten Wegweiser herumlaufen würden. Es ist also hier gut, das Kind freundlich, aber bestimmt weiterzuführen und ihm andere Wege zu zeigen. Neigt ein Kind z. B. dazu, immer wieder Gegenstände in den Mund zu stecken, so kann man es mit dem Wort »stopp« an der Ausführung der Bewegung hindern und seine Hand zur andern Hand führen mit der Aufforderung: »Faß mal an!« Das In-den-Mund-Stecken kann als ein Vorläufer des Be-Greifens verstanden werden. Denn unsere Zunge ist erstaunlich sensibel und kann auch kleine Eindrücke wie z. B. einen Krümel im Zahn ertasten und dem Gehirn melden. Man hilft also damit dem Kind und dem noch nicht funktionsfähigen Gehirn durch Führung von außen zu einer »reiferen« und damit weiteren Form der Entwicklung.

Andere Verhaltensweisen, die wir zunächst nicht begreifen, beruhen bei genauer Betrachtung auf einer dem Kranken eigenen Logik. Wenn wir diese erfassen, können wir mit dem Verhalten angemessener umgehen. Ein gutes Beispiel ist der von uns manchmal zu beobachtende Hang von jugendlichen Schädel-Hirn-Traumatikern sich ins Bett zurückzuziehen. Sie werden manchmal verdächtigt, sich schlafend oder müde zu stellen, obwohl sie wach sind. Oft wird ihnen sogar Faulheit oder Therapiemüdigkeit oder eine andere »böse« Absicht unterstellt. Bei genauer Beobachtung und Befragung ergibt sich aber folgender Gedankengang aus Sicht der Patienten: Sie fühlen sich irgendwie müde, wie benebelt, sie kennen sich nicht aus, sind in fremder Umgebung, mit fremden Menschen zusammen. Ihre letzte Erinnerung ist unter Umständen, daß sie z. B. in der Schule waren oder in anderer vertrauter Umgebung... Ihre Schlußfolgerung: Das, was sie da sehen, kann nicht wahr sein, muß ein Traum sein. Also wieder rein ins Bett, weiterschlafen, um dann »normal« aufzuwachen und zu wissen, das war ein böser Traum.

Viele Jugendliche beschreiben im nachhinein die Phase des Aufwachens als einen Übergang zwischen Traum und Wachsein und des Sich-Bewußt-Werdens, nicht zu schlafen oder zu träumen. Da jeder vom Klinikpersonal fremd ist und genausogut eine Traumgestalt sein könnte, können hier nur Freunde und Eltern helfen klarzumachen, was Realität ist, nämlich daß die Patienten nicht träumen, sondern wach sind und sich im Krankenhaus befinden.

Am Ende des Durchgangssyndroms verhalten sich die Patienten oft noch recht umständlich oder relativ zwanghaft. Sie lassen nicht ab von dem, was sie gerade tun, und können sich schlecht auf Neues umstellen. Sie wiederholen auch sprachlich oft das Gleiche, gleiche Redewendungen. Manchmal halten sie sich aus Unsicherheit an ihnen fest, manchmal haben sie vergessen, daß sie dies gerade schon gesagt haben. Zum Teil haben sie Probleme, das laufende Programm aktiv abzuschalten, um danach ein Neues aufzunehmen, d. h. von einer Tätigkeit auf eine andere umzuschalten. Es scheint so, als fehle hier die Initialzündung für eine notwendige Umentscheidung (Umschaltschwierigkeiten). Andererseits beginnen die Patienten nun eher Gefahren zu erkennen und werden daher auch ängstlicher. Anforderungen werden gut befolgt, die Patienten arbeiten gut in den Therapien mit. Das Toilettentraining kann beginnen. Nun meldet sich auch das Heimweh.

Mit zunehmender Orientierung zur eigenen Person kehrt jedoch auch die Erinnerung an früher mehr zurück und damit zunehmend mehr die Erkenntnis, daß sich vieles verändert hat und daß vieles noch nicht so funktioniert, wie man es eigentlich will. Die Restsymptomatik beginnt sich deutlicher abzubilden. Erst jetzt werden das individuelle Krankheitsbild und die längerfristigen Behandlungsnotwendigkeiten deutlicher erkennbar und z. T. durch Tests erfaßbar.

Wenn die in Tabelle 3 beschriebenen Symptome auch nach Monaten bestehen bleiben, muß damit gerechnet werden, daß sie das spätere Behinderungsbild mitbestimmen. Häufig auftretende Störungsbilder werden wir daher im Anschluß an dieses Kapitel ausführlich beschreiben.

 Was hilft im Durchgangssyndrom?

Helfen Sie dem Kind, seine verwirrende Welt und sich selbst zu verstehen.

Holen Sie ihr Kind dort ab, wo es im Augenblick entwicklungsmäßig steht. Sprechen sie mit Ihrem Kind und behandeln Sie es, als wäre es gerade in diesem Alter. Erklären Sie immer wieder von neuem die Situation und den Sinn der verschiedenen Maßnahmen. Stärken Sie sein Selbstvertrauen und seine Zuversicht, indem Sie ihm die kleinsten Fortschritte bewußt machen. Machen Sie ihm Mut, daß es vieles wieder erreichen kann. Helfen Sie dem Kind zu ordnen, was in Unordnung ist: Wo bin ich? Wie alt bin ich? Was ist geschehen? Beantworten Sie diese Fragen immer wieder von Neuem. Notfalls können Zettel oder Bilder am Bettrand das noch nicht so funktionierende Gedächtnis unterstützen.

Lassen Sie andererseits stereotype, immer gleiche Redewendungen »durchlaufen« und reagieren Sie auf das Neue. Es ist eine Zeit, in der Sie viel Geduld brauchen und viel »er-tragen« müssen. Gönnen deshalb *auch Sie sich* immer wieder Pausen. Eine kleine Kaffeepause, ein kleiner Spaziergang, ein Telefongespräch, ein Gespräch mit andern Eltern, ein Rückzug in einen ruhigen Raum oder ähnliches kann viel zur Erholung beitragen und schafft den manchmal nötigen inneren Abstand. Regelmäßige Besuche durch Eltern, Geschwister, Angehörige und Freunde sind sehr wichtig. Diese Kontakte mit anderen sind auch für Sie eine Gelegenheit, sich vertreten zu lassen. Allerdings muß man genau darauf achten, wieviele Besucher der Patient gleichzeitig verkraften kann und ob es sinnvoll ist, außer den Angehörigen weitere Besucher zuzulassen.

Helfen Sie das Durcheinander im Kind durch viel Struktur und Ordnung zu entwirren.

Beispiele dafür sind:

– ein gleichbleibender Tagesrhythmus (Essens- und Schlafenszeiten);
– viel Konstanz (z.B. durch einen Stundenplan, der möglichst jeden Tag gleich ist und möglichst wenige, gleichbleibende Bezugspersonen);
– ein Wochen- oder Monatskalender über dem Bett, auf dem die vergangenen Tage abgestrichen werden;
– nach Möglichkeit ein Zweibett- statt einem Mehrbettenzimmer;
– ein übersichtlicher Nachttisch (z.B. lieber ein Kuscheltier als viele);
– Vermeiden Sie Hintergrundmusik.
– Vermeiden von Fernsehkonsum. Wenn überhaupt TV, dann nur in Anwesenheit von Angehörigen oder Personal.

Machen Sie die Vielfalt einfach.

Wohlgemeinte Lernangebote können zum inneren Chaos führen, wenn das Gehirn »die Verkehrssteuerung« noch nicht genügend übernehmen kann: Sprechen Sie in einfachen Sätzen und anschaulicher Sprache mit dem Patienten. Durch ruhiges, langsames Sprechen geben Sie Ihrem Kind die Chance, daß Ihre Mitteilung ankommt. Gesten, Vormachen, Bilder und Hinweise, also nichtsprachliche Mittel, verdeutlichen das Gesagte.

Lassen Sie Ihrem Kind viel Zeit für seine Antwort und helfen Sie, wenn nötig, durch Formulierungshilfen oder Rückfragen, zum besseren Verständnis. Verlangen Sie immer nur einen Schritt von Ihrem Kind und dann erst den nächsten. Zuviel auf einmal könnte es verwirren.

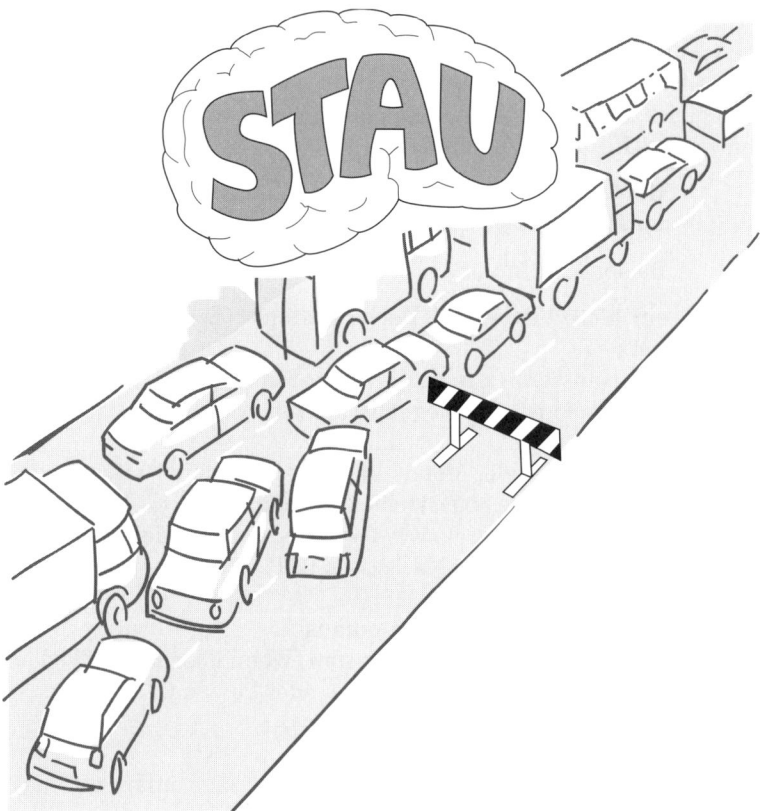

Abb. 17   Das Verarbeiten von Eindrücken dauert länger, wenn für die Impulse zum Gehirn
nur zwei statt wie bisher drei Spuren zur Verfügung stehen

☰ Körper- und Bewegungsstörungen
»Wenn mein Körper nicht tut, was ich will«

Im medizinischen Sprachgebrauch werden mehrere Lähmungsbilder unterschieden: Die zwei großen Gruppen sind **die Paresen** (Teillähmungen und die **Plegien** (vollständige Lähmungen). Diese beiden Gruppen werden weiter unterteilt in

– Halbseitenlähmung (Hemiparese),
– Lähmung von Armen und Beinen (Tetraparese),
– Lähmung beider Beine = Diparese (Diplegie),
– vollständige Querschnittslähmung der Beine (Paraplegie),

– vollständige Querschnittslähmung von Armen und Beinen (Tetraplegie).

Alle Lähmungstypen können hier nicht ausführlich dargestellt werden. Bei der am häufigsten zu beobachtenden Halbseitenlähmung sind nicht nur einseitig Gesicht, Arm und Bein gelähmt, sondern auch, – allerdings wesentlich geringer – die Bauch-/Rückenmuskulatur, so daß anfangs Aufrichten und Geradesitzen unmöglich sind.

Schlaffe Lähmungen

Wird ein Nerv *außerhalb* des Rückenmarks (peripher) durch eine Schädigung *unterbrochen,* kommt es zum Erliegen jeglichen Informationsflusses in dieser Leitungsbahn. Einzelne Nerven oder Nervenstränge leiten motorische Informationen vom Gehirn zu den Muskeln (= motorische Bahn); sensible Fasern melden Berührung, Schmerz, Erschütterung, Temperatur usw. zum zentralen Nervensystem zurück. Je nachdem, ob ein Nerv für motorische oder sensible Aufgaben (oder für beide) unterbrochen ist, finden wir eine schlaffe Lähmung und/oder eine Gefühlsstörung. Besonders bei Motorradfahrern wird beim Sturz durch das Wegreißen des Armes nach hinten das Nervengeflecht im Hals-Schulterbereich gezerrt oder zerrissen, so daß es je nach Ausdehnung der Verletzung zu einer schlaffen Lähmung des Armes kommen kann (Plexus-Lähmung); der Arm hängt schlaff, wie leblos herunter. Sind die Nervenfasern nur überdehnt und gezerrt, so ist ein Wiedererlangen der motorischen Funktionen möglich. Sind ganze Nervenfaserbündel zerrissen, so ist mit bleibender Lähmung zu rechnen. Überall dort, wo ein Nerv direkt unter der Haut liegt und mechanisch geschädigt werden kann (Oberarm, Ellenbogen, Unterarm oder Unterschenkel) kann es zu typischen, umschriebenen schlaffen Lähmungen kommen. Bei diesen Störungen ist die Prognose meist gut, sofern der Nerv durch die Druckschädigung nicht vollständig unterbrochen wurde.

Zur Behandlung werden Krankengymnastik und Elektrotherapie eingesetzt.

Spastische Bewegungsstörungen

Im Unterschied zu den schlaffen Lähmungen ist bei den spastischen Lähmungen die Muskelspannung verändert, meist erhöht. Ursächlich liegt einer spastischen Lähmung immer eine Schädigung von Bewegungszentren und Leitungsbahnen im *Gehirn* oder *Rückenmark* (zentral) zugrunde, die für dem Willen unterliegende Bewegungen verantwortlich sind.

Der Ablauf von willentlichen Bewegungen ist im Alltag voll automatisch, z. B. beim Zähneputzen, Laufen, Schreiben usw. Planung und Ausführung werden jedoch willentlich gesteuert. Zentral gespeichert werden dabei Bewegungen bzw. Bewegungsabläufe und nicht einzelne Muskelfunktionen. Die Leitungsbahnen für willkürliche Bewegungen kreuzen zur Gegenseite, so daß z. B. eine Verletzung der linken Hirnseite mit Lähmung von rechtem Arm und Bein einhergeht.

Vereinfachend dargestellt, handelt es sich bei der Spastik um eine Bewegungsstörung mit mehreren Teilstörungen:

- einer unvollständigen Lähmung = Parese;
- einer verstärkten Muskelspannung = Tonuserhöhung (manchmal ist auch ein stark wechselnder und plötzlich abfallender Muskeltonus möglich) und daraus resultierend
- einem Steuerungsfehler = Störung der Feinabstimmung der Bewegungskomponenten.

Die Ursachen liegen in der Verletzung motorischer Zentren im Gehirn oder Rückenmark. Gestört ist vor allem der *Regelkreis von Bewegungsplan, Kraftdosierung, Ausmaß und Geschwindigkeit der Bewegung und Anspassung* des jeweils erforderlichen *Muskeltonus*. Durch die Spannungserhöhung der Muskeln wird der Bewegungsspielraum zusätzlich eingeschränkt. Gezielte Krankengymnastik vermag den Muskeltonus zu regulieren, die Lähmung zu bessern und wieder ein neues Bewegungsprogramm zu erarbeiten. Bilden sich diese Störungen innerhalb von mehreren Wochen nach dem Unfall wieder zurück, dann besteht große Hoffnung auf vollständige Wiederherstellung der Funktionen. Bleiben dagegen die spastischen Lähmungen über Monate bestehen, so muß man mit späteren Funktionseinschränkungen rechnen.

═══ Ataktische Bewegungsstörungen (Bewegungskoordinationsstörungen)

Verglichen mit der spastischen Lähmung handelt es sich bei der Ataxie weder um eine Lähmung noch um eine Muskeltonuserhöhung. Dafür geht sie mit einem Zuviel an Bewegung einher: Die Bewegung erfolgt nicht auf einer Linie, sondern in *»Schlangenlinien auf einer breiten Straße«*, d. h. der Bewegungsausschlag pendelt um die eigentlich gewünschte Position ständig herum, so daß das Kind z. B. nicht sicher sitzen oder stehen kann, sondern in alle Richtungen schwankt und sich festhalten muß. Ataxien können Rumpf und Kopf, eine oder mehrere Extremitäten betreffen. Als Ursache von Ataxien finden wir Störungen oder Schädigungen im Kleinhirn und seinen Verbindungen zu anderen motorischen Zentren, die vornehmlich Koordination und Feinabstimmung von Bewegungen bewirken.

Ataxien gehören zu den unwillkürlichen Bewegungsstörungen. Betrifft die Ataxie z. B. die Arme, dann ist das Essen, Trinken oder Schreiben empfindlich gestört. Bei manchen Ataxieformen genügt schon der Gedanke an eine Bewegung, um Zittern (Tremor) auszulösen. Seltener beobachten wir im Kindesalter einen Tremor, der auch in Ruhe in den Armen auftritt.

Grobe Bewegungsausschläge, meistens nur einer Extremität, sehen wir vor allem bei einseitigen Schädigungen von Verbindungsbahnen zum Kleinhirn.

Therapeutisch wird versucht, günstige Körperhaltungen zu finden mit möglichst geringen Bewegungsausschlägen. *Eine entspannte, nicht aufregende Atmosphäre hilft, die Ataxie zu dämpfen.* Eine enge Zusammenarbeit zwischen Therapeuten, Betreuern und Eltern ist wichtig, um den Umgang mit der Störung des Kindes ständig zu verbessern. Durch Medikamentengabe (z. B. Beruhigungsmittel) kann versucht werden, eine Minderung der Ataxie zu erreichen. Leider läßt sich nicht bei jedem Kind damit ein Erfolg erzielen. Auf lange Sicht geht jedoch die Intensität der Ataxie zurück, so daß das Kind oder der Jugendliche sich damit im Alltag gut zurechtfindet. Bei bleibender Gangataxie empfiehlt sich die Benutzung eines Rollators, um selbständiges Gehen zu ermöglichen. Zum Schreiben mit dem PC oder der Maschine ist eine Abdeckplatte erforderlich, wenn andere Tasten unerwünscht berührt werden.

Mischbilder

Je nach Ausmaß und Lokalisation der Hirnschädigung treten spastische oder ataktische Lähmungen nicht isoliert, sondern häufig gemeinsam auf. Behandelt werden von Anfang an beide Störungen bzw. das daraus resultierende Mischbild.

Sensibilitätsstörungen

Auch hier sprechen wir von peripheren oder zentralen Störungen, je nachdem ob ein Nerv außerhalb des Rückenmarks oder ein Zentrum im Gehirn geschädigt ist. Bei Verletzungen eines peripheren Nerven kommt es zu Taubheitsgefühl oder Kribbeln im Bereich des Versorgungsgebietes. Darüber hinaus können bei zentralen Schädigungen Empfindungen wie Schmerz, Berührungen oder der Lagesinn gestört sein. Bei bestimmten Störungen ist der Patient z. B. nicht mehr in der Lage, mit geschlossenen Augen einen Gegenstand wie eine Nuß, einen Bleistift oder einen Knopf mit den Fingern richtig zu ertasten. Ebenso kann die Rückmeldung von Sinneseindrücken der Füße gestört sein, so daß der Gang dadurch beeinträchtigt wird.

 Was hilft bei Körper- und Bewegungsstörungen?

Physiotherapie und Ergotherapie sind von Anfang an täglich notwendig, um eine zügige Mobilisierung des Patienten zu erreichen: In enger Zusammenarbeit mit den Schwestern und Pflegern, den Eltern und den anderen Betreuern wird versucht, das Kind aus dem Liegen zum Sitzen zu bringen, zunächst in ein gehaltenes Sitzen auf dem Bettrand (siehe Abb. 18). Das Kind kommt wieder in eine *vertikale* Position, in der es gewohnt war, seinen Alltag zu leben. Durch das Sitzen wird plötzlich das Blickfeld wieder erweitert; Gesichter, Personen und Umgebung aus dem gewohnten Blickwinkel betrachtet.

In der krankengymnastischen Therapie wird unter anderem das *Bewegungslernen* des Säuglings- und Kleinkindalters noch einmal wiederholt. Eine Funktion baut auf der anderen auf. Die grundlegenden Bewegungsmuster sind notwendig, weil es isolierte Bewegungen kaum gibt. So muß beim Greifen nach einem Glas auf dem Tisch (Zielmotorik) eine sichere Hand-Augen-Koordination und eine Stabilisierung des Rumpfes im Sitzen (Stützmotorik) gleichzeitig geleistet werden. Auf diese Weise begegnen uns wieder Begriffe aus der Säuglings- und Kleinkindzeit: Kopfkontrolle, Drehen des Rumpfes aus Rückenlage oder Bauchlage nach rechts und links, Greifen in Bauchlage mit der Hand bei gleichzeitigem Abstützen mit der anderen, Rumpfdrehung (Rotation) zum Aufsitzen, Fersensitz, Kniestand, Halbkniestand und Stehen (siehe Abb. 18). Die Therapeuten denken sich unermüdlich spielerische Übungen aus, um das Kind stets zum wiederholten Mitmachen zu motivieren. Zum Erlernen *einer* Bewegung gehört das hundertfache Üben. Übungen auf der Matte oder dem Behandlungstisch bestimmen die Therapie in den ersten Wochen und Monaten. Angeboten werden eine Vielzahl von Therapien, die sich auf verschiedene Konzepte stützen:

- Bobath
- Vojta
- Funktionelle Bewegungslehre (z. B. Klein-Vogelbach)
- PNF, die propriozeptive-neuromuskuläre Fazilitation (Kabath)
- Sensorische Integration (Ayres)
- Manuelle Therapie

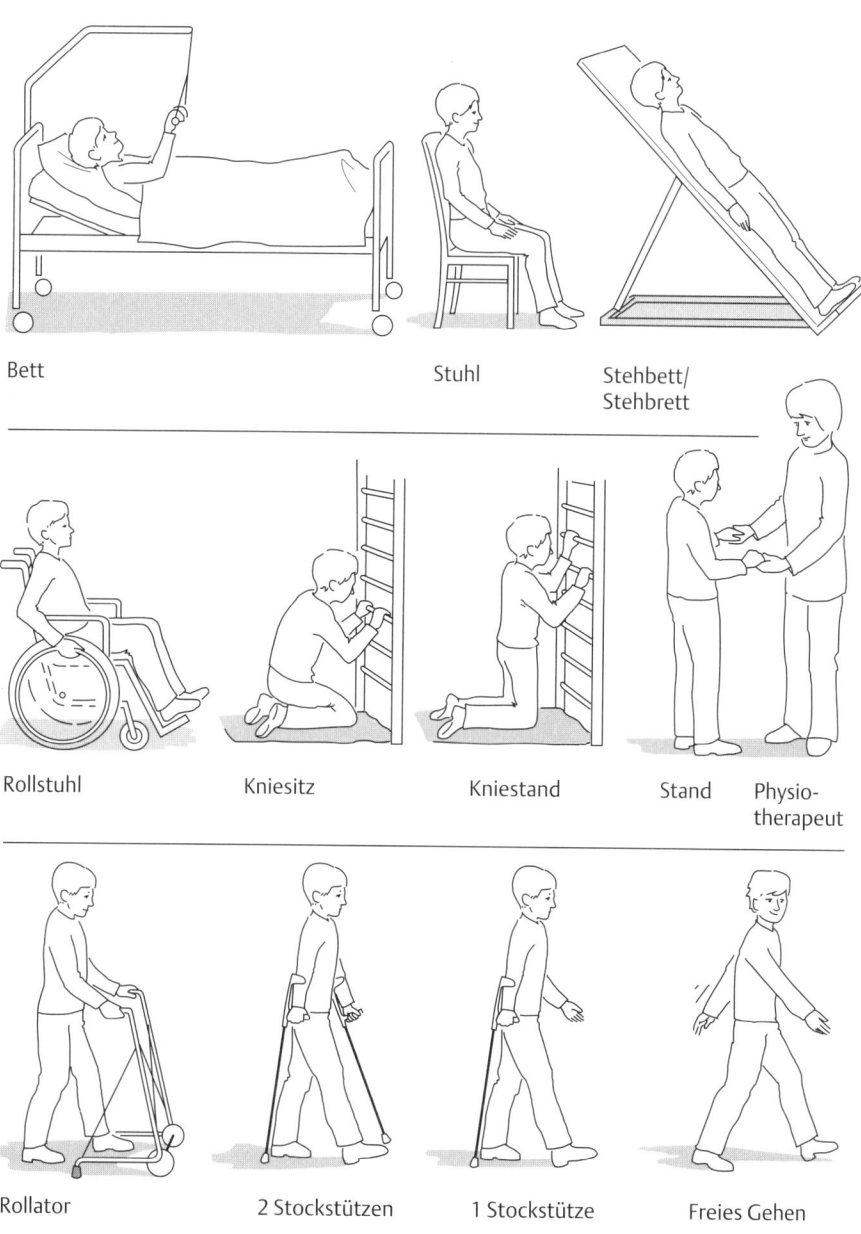

Bett Stuhl Stehbett/
Stehbrett

Rollstuhl Kniesitz Kniestand Stand Physio-
therapeut

Rollator 2 Stockstützen 1 Stockstütze Freies Gehen

Abb. 18 Mobilisation in Teilschritten

Diese Therapieformen haben die gleichen Ziele, nämlich die Harmonisierung des Muskeltonus, Verbesserung der Muskelkraft, Erleichtern der Rotation, Förderung des Gleichgewichtes, Abbau von krankhaften Haltungsmustern und Einüben von Bewegungsabläufen der Ziel- und Stützmotorik.

Möglichst bald wird versucht, das Kind mit einem geeigneten Rollstuhl zu versorgen, der vor allem eine gute Rumpf- und Kopfkontrolle ermöglicht. Je nach Beinfunktion kann der Rollstuhl als »Mitläuferrollstuhl« oder als » Rollstuhl mit Fußstützen« ausgerüstet werden. Für eine Fortbewegung unter Zuhilfenahme der Arme muß das Greifrad in eine günstige Position für die Hand oder Hände gebracht werden. Der Gurt sollte immer angelegt werden.

Vergleicht man den Heilungsverlauf von Lähmungen in den Armen mit denen in den Beinen, so fällt auf, daß in der Regel ein besseres Funktionieren der Beine als der Hände erreicht wird.

Es gelingt meistens, das Laufen wieder zu erlernen, oft mit Hilfe eines Rollators oder von Unterarmstützen (siehe auch Abb. 18, S. 79). Auch der selbst fortbewegte Rollstuhl kann guten Halt geben. Das Gangbild ist zunächst noch unharmonisch und unbeholfen. Trotzdem können kurze Strecken frei, Treppenstufen mit Hilfe und längere Strecken mit dem Rollator bewältigt werden. Nur bei sehr großen Distanzen wird das Kind noch den Rollstuhl brauchen. Sobald das Kind sicher sitzt und eine angemessene Wahrnehmung für Raum und Fortbewegung erreicht hat, kann es auch täglich mit dem großen Dreirad fahren. Vorteil des Fahrradfahrens ist, daß sich die Aufmerksamkeit auf den Weg konzentriert und Bein- und Armbewegungen automatisch erfolgen.

Die zu beobachtende Verbesserung der Beinfunktion kann man durch Aktivierung größerer Muskelanteile und Mitversorgung durch die gesunde Hirnhälfte erklären. Trotz der Hirnschädigung bleibt ein Programmgerüst bzw. bleiben größere Bewegungsschablonen für das Gehen erhalten (Vernetzung). Dagegen ist die Besserung der spastischen Bewegungsstörung im Schulter-Arm-Hand-Fingerbereich oft unbefriedigend. Meist setzt eine Funktionsverbesserung im Schulterbereich ein, die langsam auch auf Unterarm und die Hand übergeht. Die rumpfnahen Muskeln werden auch von der gesunden Seite mitversorgt, die Muskeln von Unterarm und Hand haben eine solche Unterstützung nicht, da ihre Leitungsbahnen vollständig kreuzen. Das Zusammenspiel der einzelnen Finger wird durch eine Vielzahl feinster Bewegungsabstimmungen gesteuert: Durch eine Verletzung der motorischen Zentren für die Handbewegung werden feine Bewegungsabläufe empfindlich getroffen und vereitelt. Deshalb lassen sich die Bewegungsstörungen in den Fingern und der gesamten Hand häufig nicht völlig »beseitigen«.

Wenn die organische Schädigung in den motorischen Zentren ausgeprägt ist, wird bei manchen Kindern und Jugendlichen trotz intensiver krankengymnastischer und ergotherapeutischer Behandlung kein befriedigender Erfolg erzielt. Im ungünstigsten Fall vermag die Hand nur als Hilfs- oder Haltehand eingesetzt werden. Krankengymnastik und Ergotherapie ergänzen sich, indem vor allem auch für den Alltag Handlungsplan, Bewegungsabläufe, Körperhaltung oder erleichternde Positionen unter Einbeziehung der Schulung von Wahrnehmung und Verarbeitung geübt werden. Möglichst viele neu gelernte Bewegungsmöglichkeiten sollen auch durch das Pflege- und Betreuungspersonal sowie die Eltern übernommen werden z. B. beim Essen, beim Spielen, in der Klinikschule usw. Wichtig ist auch, das Kind selbst zum Üben zu ermuntern, indem entsprechende Spiele angeboten werden.

Ihr Kind will spielen – nicht üben.

Je nach den Möglichkeiten ihres Kindes bieten sich folgende bewegungsfördernde Aktivitäten an:

- Bauklötze, Lego, Rassel, Xylophon, Fingerfarbe, Farben, Kneten;
- Mensch-Ärgere-Dich-nicht, Würfelspiele, Puzzles, Kartenspiele;
- Tischfußball, Tischtennis, Tipp-Kick, Joy-Stick-PC;
- Bobbycar, Dreirad, Fahrrad mit Stützrädern;
- Ballrollen, -werfen, -treten, Federball, (Badminton);
- Spielen mit einem Luftballon;
- Spielen mit Sand und Wasser;
- Konstruktionsbaukästen, Modellbaukästen.

Üben Sie erst dann mit Ihrem Kind Laufen, wenn die Grundlagen dafür erlernt sind. Die Krankengymnasten und der Arzt unterrichten Sie über die Fortschritte Ihres Kindes.

≡ Häufige Änderungen des Verhaltens und Erlebens nach einer Hirnverletzung »Wenn mein Kind nicht mehr ganz so ist wie vorher«

═ Die Persönlichkeit – Nivellierung, Überspitzung und Veränderung von Eigenschaften

Eine schwere Gehirnverletzung zerstört manchmal die Feinabstimmung der psychischen Abläufe, so daß die Persönlichkeit »*grobkörniger*« zu Tage tritt. Eltern bestätigen uns oft, daß ihr Kind so eigentlich schon immer gewesen sei, nur nicht ganz so deutlich. Ein ordentliches Kind erscheint nun übergenau; ein Kind, das vorher schon »schwer in die Gänge kam«, wirkt nun antriebslos; das Kind, das bisher »nur« als temperamentvoll galt, zeigt sich jetzt jähzornig usw.

Meistens reagieren Eltern und Angehörige auf die stärker hervortretenden Eigenschaften intuitiv mit einer Verdeutlichung der Erziehungsmaßnahmen, die bisher schon wirksam waren, und dies ist auch – nach unserer Erfahrung – der richtige Weg.

═ Verlangsamung

Ein anderes Merkmal einer Hirnschädigung kann die *Verlangsamung psychischer Prozesse* sein: Manchmal kann man förmlich mitverfolgen, wie das Kind denkt und der Groschen fällt. Das Kind braucht mehr Zeit, etwas zu verarbeiten, seine Reaktion kommt später, als wir es von früher gewohnt sind. Vermutlich erleben diese Kinder auch ihre Welt in einem anderen Tempo als wir, möglicherweise können sie deshalb manches nicht richtig aufnehmen, weil es für sie zu schnell vorüber »rauscht« wie ein zu schnell ablaufender Film. Dies geschieht um so mehr, je komplizierter oder komplexer ein Vorgang ist. So können unter Umständen auch manchmal TV-Filme nicht richtig verarbeitet werden, die Kinder schalten ab, geistig oder auch »tatsächlich«.

■ **Verlangsamte Reaktionen sind kein Hinweis auf eine eingeschränkte Intelligenz.**

So ist es wichtig, den Kindern *ihren* Zeitraum einzuräumen, den sie brauchen, um zu reagieren und zum Beispiel langsamer zu sprechen. Falls man selbst in Eile ist, sollte man einen Termin vereinbaren, an dem man in Ruhe zuhören kann oder auch umgekehrt mit dem Kind ein Zeichen vereinbaren, das den Erwachsenen zeigt: »Warte, es ist dringend, was ich mitzuteilen habe!« Als Eltern muß man oft auch das Umfeld über die Verlangsamung aufklären, um dem Kind die Chance zu lassen, sich dort selbst zu vertreten.

Umstellfähigkeit

Viele Menschen tun sich nach einer Hirnschädigung schwer, sich umzustellen. Sie scheinen an dem ewig Gleichen und Gewohnten zu kleben, ohne sich lösen zu können.

> *Zur Feier seiner Entlassung ging ich mit einem ca. 18jährigen Patienten zum Essen in ein Restaurant. Bevor das Hauptgericht aufgetragen wurde, wurde uns – wie üblich in Süddeutschland, nicht aber wohl in der Gegend, aus der der Patient stammte – der Salat gebracht. Der Patient geriet völlig aus der Fassung, den Salat esse man während des Hauptessens. Ich versuchte ihn zu beruhigen und empfahl ihm, dann doch den Salat so lange stehen zu lassen, bis das Hauptgericht käme. Offensichtlich aber gab es noch eine weitere Regel, nämlich das, was serviert wird, sofort zu essen. So geriet er in den Konflikt zwischen zwei sich widersprechenden Gewohnheiten. Hätte ich nicht erlebt, wie der arme Junge Blut und Wasser schwitzte und sich in wirklichem Streß befand, hätte ich gelacht. So aber sah ich, wie hilflos dieser junge Mann seinen Gewohnheiten ausgeliefert war, ohne sich lösen und umstellen zu können und darunter litt.*

Dieses Verhalten hat durchaus auch seinen Sinn, weil das Gewohnte ja viel Orientierung und Bestätigung in einer Situation gibt, in der zunächst einmal alles durcheinander und auf dem »Kopf zu stehen« scheint. Neben dieser Erklärung aus psychologischer Sicht scheinen es jedoch auch organische Faktoren zu sein, die das Erleben und Denken nicht mehr ganz so flüssig sein lassen wie vorher und das Kind »schwerfälliger« erscheinen lassen. In der Schule fällt es z. B. den Kindern schwer, sich von einem Lernstoff auf den nächsten umzustellen.

Das Kind braucht nun mehr Ermutigung und Versuche, etwas Neues auszuprobieren, bis es sich dann – nach einigen Wiederholungen – auch daran freuen kann.

=== Antrieb

Manchmal kann sich ein Kind nicht entschließen, etwas (Neues) zu tun, weil sein Antriebs-Motor dafür auf zu niedrigen Touren läuft, es kommt mit dieser geringen Schubkraft nicht vom Fleck, und kleine Hügel werden zu unüberwindlichen Bergen. Hier braucht es unsere Hilfe:

Nur mit der zusätzlichen Energie und Kraft der Eltern oder anderer Bezugspersonen gelingt es dann, das Kind in Gang zu bringen und evtl. auch in Gang zu halten. Wir meinen damit nicht fortlaufende Appelle, sich zusammenzureißen oder sich anzustrengen, sondern wir glauben, daß Eltern in einem solchen Fall für genügend Fremdanregung sorgen müssen. So helfen klar gegliederte Anforderungen, indem man z. B. einen Tagesplan vorgibt und sicherstellt, daß die Aufgaben auch erfüllt werden. Die Eltern bzw. die Bezugspersonen stellen sozusagen den Hilfsmotor für das Kind dar.

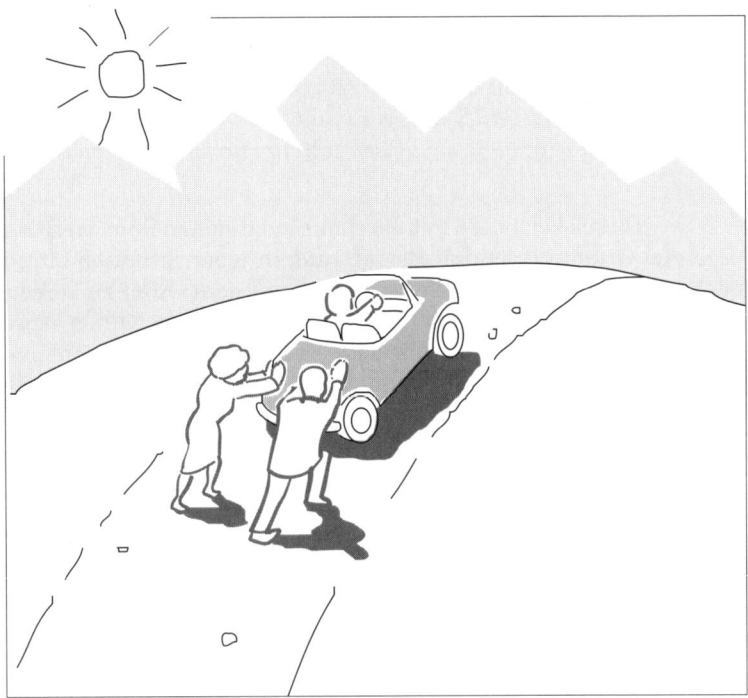

Abb. 19   Ein Kind mit Antriebsstörungen braucht uns als Hilfsmotor.

══ Entwicklungsrückstand

Schließlich kann ein Kind dadurch verändert wirken, daß es so reagiert, als wäre es jünger, als es eigentlich ist. Jugendliche wirken wieder *kindlicher* und Schulkinder *kleinkindhafter*. Eine solche Wiederholung früherer Verhaltensweisen *kann* eine Durchgangsphase sein: Das Kind durchläuft quasi noch einmal im Zeitraffertempo seine Entwicklung. Die Verhaltensweisen können auch psychisch bedingt sein, man nennt sie dann »**Regression**«. Sie dienen der Erholung und dem Schutz vor Überforderung, den Erwachsenen wird dadurch signalisiert: »Ich bin noch nicht so stark (alt), wie ich aussehe, bitte unterstützt mich so, als wäre ich noch ein wenig jünger.«

Und schließlich können diese Verhaltensweisen, v. a. wenn sie länger anhalten, bedeuten, daß sich das Denken und Erleben des Kindes auf einer entwicklungsmäßig früheren Ebene bewegt. Es ist weniger differenziert, als es der Altersnorm entspricht. Möglicherweise ist ein solcher Rückstand nur in einem oder in wenigen Bereichen zu beobachten. So könnte jemand durchaus altersgemäß logisch denken, aber sich in Kontakten mit anderen kindlicher verhalten, als er (altersmäßig) ist oder vor dem Unfall (wesentlich) war. Ein solches nicht dem Alter entsprechendes Verhalten kann jedoch auch in fast allen Bereichen auftreten und kann einen bleibenden Entwicklungsrückstand ankündigen. Welche der drei angegebenen Möglichkeiten vorliegt (Entwicklung hin zum tatsächlichen Alter, Regression oder bleibender Entwicklungsrückstand), zeigen einmal die neuropsychologischen, medizinischen und schulischen Befunde, zum andern aber auch der Zeitraum, in dem sich Veränderungen des Verhaltens zeigen oder unterbleiben. In jedem Fall bedeutet das für Sie:

Holen Sie Ihr Kind dort ab, wo es entwicklungsmäßig steht.

══ Veränderungen im Gefühlswesen

Auch die Art, wie ein Kind seine Gefühle ausdrückt und die Spontaneität, mit der es sie zuläßt, macht sein Wesen aus. Eine Hirnschädigung kann dazu führen, daß Kinder entweder weniger spontan und intensiv gefühlsmäßig mitschwingen als vorher. Oder daß sie im Gegenteil überempfindlich erscheinen. Lachen, Weinen, Wut, Trauer und Fröhlichkeit können sich dann in für uns nicht nachvollziehbarer Weise in unmittelbarer Nachbarschaft befinden. Meistens klingen diese Phasen der *organisch bedingten* emotionalen Labilität mit dem Übergang vom Durchgangssyndrom zur Stabilisierungsphase wieder ab.

Länger anhaltende Veränderungen der Emotionalität (des Gefühls-wesens) sind manchmal nach einer Gehirnentzündung und nach einer Stirnhirnschädigung zu beobachten.

Zeigen Sie *Geduld und Toleranz*, wenn Ihr Kind seine Stimmungen und Gefühle häufig wechselt. Seien Sie aber auch sich selbst gegenüber geduldig und tolerant, denn es ist nicht leicht, diese Haltung im täglichen Umgang zu bewahren. Sie verlangt von Ihnen viel Energie. Versuchen Sie darum auch immer, sich selbst zu entlasten.

Individuell empfundene Wesensänderung

Ein Kind kann (wesens-)verändert wirken, wenn die organischen Veränderungen seine besonders hervorstechenden Eigenschaften betreffen. Wenn jemand z. B. in einer Familie eine besondere Rolle hatte, weil er besonders schlagfertig und schnell war, so kann die Veränderung des psychischen Tempos zu einer Herausforderung der Familie werden. Plötzlich muß die Familie neue Werte für ihr Kind und den Umgang mit ihm (er-)finden, um ihm (neu) gerecht zu werden:

> *Katharina kam aus einer Familie, in der man sich gegenseitig an Geschwindigkeit und Schlagfertigkeit übertraf. Wer nicht mithielt, galt als dumm oder langweilig. Entsprechend schnell fuhr man Auto und hielt sich nicht an die Geschwindigkeitsnormen. So geschah auch der Unfall des Mädchens, die leistungs- und tempomäßig eine Spitzenposition in der Familie innehatte. Nach dem Unfall reagierte sie verlangsamt und konnte sich weder verbal so gut wie vorher noch so schnell wie vorher wehren. Sie litt sehr darunter und fühlte sich »nichts wert«. Es dauerte lange Zeit, bis die Familie gelernt hatte, auch die Rücksicht auf jemand »Andersgeartetes« als einen (neuen) hohen Wert zu definieren und zu leben.*

Ähnliches geschieht, wenn ein Kind, das seine familiären Beziehungen v. a. über Sprache geregelt hat und sehr mitteilsam war, plötzlich Schwierigkeiten beim Sprechen hat (Aphasie). Oder wenn ein Kind, das sein Leben vor allem durch Bewegung und Sport erfüllt und vielleicht dort noch dazu hohe Anerkennung gefunden hat, plötzlich bewegungsbehindert ist. In all diesen Fällen ist zunächst sowohl der Familie als auch dem Kind selbst seine »jetzige« Person (wesens-)fremd.

Psychische Reaktionen

Veränderte Verhaltensweisen wie vermehrte Weinerlichkeit, Wutausbrüche, häufiges Kaspern oder stiller Rückzug und ähnliches mehr *können hirnorganisch bedingt sein*. Sie können aber auch ganz nachvollziehbare Reaktionen auf die vielen physischen, psychischen, personellen und räumlichen Veränderungen sein. Bei solchen Reaktionen sind manchmal andere Vorgehensweisen vorzuziehen als bei einer organischen Ursache des gleichen Phänomens.

Verhaltensänderungen durch Stirnhirnschädigung

Viele Züge, die unser Wesen ausmachen, haben ihre physiologischen Wurzeln im Stirnhirn. Daher können Verletzungen in diesem Bereich zu Veränderungen führen, die uns das Kind teilweise wesensfremd erscheinen lassen:

> *Silvia war vor ihrem Autounfall ein fröhliches, unternehmungslustiges Mädchen. Sie war zwar schon immer auf ihren Vorteil bedacht, erzählte die Mutter, zeigte sich anderen gegenüber jedoch mitfühlend, wenn dies von ihr gefordert wurde. Bei rührseligen oder traurigen Filmszenen war sie im Kino eine der ersten, bei der die Tränen flossen. Während des Durchgangssyndroms fiel Silvia vor allem durch ihre sehr unbewegte Mimik auf. Diese wurde mit der Zeit etwas lebendiger. Dennoch wirkte Silvia merkwürdig starr. Sie unternahm nichts mehr, lachte kaum, saß nur zu Hause herum, zeigte an nichts Interesse. Gute oder schlechte Nachrichten von ihren Freunden oder Freundinnen schienen sie nicht zu berühren. Ein Jahr nach dem Unfall erzählte Silvia irritiert, daß sie nicht mehr weinen könne. Ihr sei alles so egal. Alles sei irgendwie so anders, aber sie könne nicht beschreiben, was es sei. Sie lebe wie in einer dunklen Wolke.*

Das beschriebene Mädchen zeigt eine Variante des Stirnhirnsyndroms, bei der **Antriebslosigkeit, Interesselosigkeit und Verflachung der Gefühle** im Vordergrund stehen (**Minussymptomatik**).

Es gibt jedoch auch ganz andere Verlaufsformen von Stirnhirnschädigungen, z. B. nach einer Enzephalitis:

> *Jochen, 14 Jahre, war vor seiner Krankheit ein stiller, schüchterner, hilfsbereiter Junge. Wochen nach seiner Krankheit wurde das Ausmaß der hirnorganisch bedingten Folgen seines Verhaltens immer*

deutlicher: Er tat nur noch das, was ihm Spaß machte und vermied alles Unangenehme, wie z. B. Schule oder anstrengende Therapien. Er lief nackt auf dem Gang herum, onanierte, auch wenn andere Leute im Zimmer anwesend waren und zeigte dabei keinerlei Schamgefühl. Er nahm sich das, was ihm gefiel und was er brauchte: Geld, Essen oder Trinken. Ermahnungen oder Strafe durch seine Eltern hatten keine verändernde Wirkung. Jochen verstand alles, zeigte gute intellektuelle Werte, aber er konnte diese Begabung nicht zur Verhaltenssteuerung nutzen.

Kinder, Jugendliche wie Jochen mit dieser **Plussymptomatik** der Stirnhirnverletzung können sich und ihre Wirkung auf andere nicht richtig einschätzen. Es scheint, als fehle ihnen der innere »Rückspiegel«, mit dem wir normalerweise unser soziales Verhalten steuern. In diesem Spiegel beobachten wir die mimischen und gestischen Reaktionen unserer Umwelt, ohne daß wir uns dessen bewußt sind. Wir erkennen an ihnen, »wie weit« wir gehen können. Ein leichtes Heben der Augenbraue meines Gegenübers heißt z. B.: »Stop, sonst werde ich ärgerlich!« Mit diesen unaufwendigen und uns meist unbewußten Gesten steuern wir gegenseitig unser Verhalten. Wir »synchronisieren« unser Annäherungs- und Distanzverhalten sowie unseren emotionalen Ausdruck mit Hilfe dieses Rückspiegels auf recht unaufwendige und ökonomische Art.

Dieses Instrument zur Steuerung des sozialen Verhaltens scheint zu fehlen, so daß Kinder oder Jugendliche u. a. dadurch auffallen, daß sie andern zu nahe rücken, obwohl diese nonverbal deutlich »stop« signalisieren. Dieses ungesteuerte Annäherungsverhalten kann im Jugend- und Erwachsenenalter zusätzlich sexuell getönt sein, so daß die Mädchen oder Jungen u. U. relativ fremde Menschen des andern Geschlechts umarmen oder küssen. Da ihnen das Schamgefühl als Regulativ ihres sexuellen Verhaltens fehlt, kann es auch vorkommen, daß sie öffentlich onanieren, ohne daß eine provokative Absicht dahinterstünde. Verbal, d. h. mit Worten, können solche ungesteuerten Verhaltensweisen kurzfristig unterbrochen und kontrolliert werden.

Leider kommt noch eine weitere Störung bei der Stirnhirnverletzung hinzu, nämlich, daß die Kinder bzw. Jugendlichen **ihren eigenen Impulsen in erheblichem Maß ausgeliefert** sind. Gedanken, Gefühle oder innere Erregungen führen sofort zur Handlung, ohne eine innere Zensur oder Kontrolle durchlaufen zu haben.

Wie bei kleinen Kindern wird das Verhalten durch die relativ ungehemmten Bedürfnisse reguliert. Die Kinder und Jugendlichen mit einer ausgeprägten Stirnhirnschädigung **leben nach dem Lustprinzip** und vermei-

Tab. 4   Symptome einer Stirnhirnschädigung

Minussymptomatik:	**Plussymptomatik:**
– Antriebsschwäche	– Distanzlosigkeit
– Gefühlsarmut	– Fehlendes Schamgefühl
– Passivität	– Fehlende Wahrnehmung ihrer Wirkung
	– Fehlende Synchronizität des sozialen Verhaltens
	– Fehlende Impulskontrolle (Sexualität/Aggressivität)
	– Fehlende Krankheitseinsicht
	– Mangelndes Lernen aus Fehlern
	– Oberflächlichkeit der Gefühle

den das, was keinen Spaß macht und anstrengend ist, wie z. B. Schule, Tischdienst und Therapie. Kurzfristig leiden sie darunter, »Mist gebaut zu haben«, geloben aufrichtig Besserung, aber sie haben nicht die Fähigkeit, über sich längerfristig zu verfügen und sich gegen die einschießenden Impulse effektiv zu wehren. Sie brauchen ein Regulativ von außen. Gleichzeitig lehnen sie dieses ab, weil es sie daran hindert das zu tun, was Spaß macht. Die Therapie und der Umgang mit diesen Kindern und Jugendlichen ist sehr, sehr schwierig und verlangt viel Eigeninitiative, Kraft und Geduld.

Es ist die Störung, die deshalb am schwierigsten zu behandeln ist, weil man nicht auf die Einsicht der Kinder und Jugendlichen setzen kann. Sie selbst haben oft **kein Bewußtsein ihrer Krankheit**. Sie brauchen deutliche Schranken, unser Korrektiv und »einen Aufpasser« wie Kleinkinder, obwohl sie älter aussehen als sie vom Wesen her sind. Ihr Gehirn scheint sich – was die Steuerung ihrer Bedürfnisse betrifft und was ihren Moralkodex betrifft – an der Erlebenswelt und Norm von Drei- bis Achtjährigen zu orientieren. Kinder und Jugendliche erzählen Witze, über deren »Stadium sie schon längst hinaus sind«. Nehmen Sie die »großen Dreijährigen« als solche, dann fühlen sie sich einerseits verstanden. Andererseits aber können sie durchaus erwachsen denken und kurzfristig sehr unter ihrer »Entwicklungsdiskrepanz« leiden.

 Was hilft bei Minus- und Plussymptomatik?

Der fehlende soziale »Rückspiegel« muß durch sprachliche Korrekturen des Verhaltens wie Erklärungen, Verbote und Ermahnungen ersetzt werden. Da der Jugendliche z. B. nicht »sieht«, daß er aneckt, muß ihm dies verbal sehr deutlich mitgeteilt werden.

Beim Einkaufen stellte sich Jochen beim Warten in der Schlange meistens so hautnah an den Vordermann oder die Vorderfrau, daß sich diese befremdet und belästigt fühlten. Dem Jugendlichen selbst machte das Verhalten nichts aus, aber er reagierte selbst befremdet, wenn er – plötzlich und unverständlich für ihn – von den Leuten verbal attackiert wurde. Ich erklärte ihm, daß das Überschreiten einer bestimmten kritischen Distanz Wut bei den Leuten auslösen würde und brachte ihm als Regel bei, einen Körperabstand von mindestens 20 Zentimetern in der Warteschlange und von allerwenigstens 30 Zentimetern, d. h. einer Armlänge, bei frontaler Begegnung einzuhalten. Der Jugendliche konnte mit dieser Regel häufiger sein Verhalten korrigieren.

Gefühle sollten immer auch verbal mitgeteilt werden. Wenn möglich, sollten sie mimisch überdeutlich gezeigt werden, um die Kinder auf die Wahrnehmung dieser Signale hin zu trainieren.

Da die betroffenen Kinder und Jugendlichen wie Kleinkinder nach dem Lustprinzip leben und ein längeres Hinausschieben ihrer Bedürfnisse kaum ertragen, müssen sie von außen geführt werden. Dabei hilft ein Belohnungssystem, das kleine Schritte rasch belohnt, z. B. »Bring den Mülleimer runter, dann trinken wir unseren Kaffee zusammen.« Dazu ist ein Rahmen notwendig, in dem die Kinder nicht leicht ausweichen können. So nützt das beste Belohnungssystem nichts, wenn nebenan ein Kaffee ohne »Mülleimerpflicht« winkt.

Wichtig ist, daß sich Ihr Kind nach eindeutigen Verhaltensregeln richten kann.

Auf das impulsive Verhalten kann immer nur mit einem verbalen, u. U. auch »handgreiflichen« Stop reagiert werden. Man hofft, daß sich dann dieses Verhalten mit der Zeit neu im Körper verankert und eine neue Hemmung gelernt wird.

Jochen griff sich wie kleine Jungen an seinen Penis, wenn er unsicher wurde – und das geschah oft und vor allem in der ungewohnten Öffentlichkeit. Anfänglich mußte er darauf verbal aufmerksam gemacht werden. Später genügte eine kurze Berührung seines Arms, damit er die Handlung unterließ. Insgesamt nahm dieses Verhalten dann mit der Zeit ab und tauchte nicht mehr auf.

Bei jungen Mädchen mit derartiger Symptomatik muß überlegt werden, wie eine ungewollte Schwangerschaft am besten verhindert werden kann.

Eine unserer Erfahrungen ist, daß die Jugendlichen am ehesten altersgemäß reagieren, wenn sie »zur Ruhe« kommen, d. h. entweder wenn sie entspannt im Bett liegen oder wenn sie in einem reizarmen Raum alleine mit einem vertrauten Erwachsenen sind. In solchen Momenten können hilfreiche und stützende Gespräche geführt werden. Diese sind für Eltern und Kinder um so wichtiger, als beide Parteien meistens wenig positive Streicheleinheiten im Laufe des Tages erhalten. Die ständige Kontrolle und Steuerung des Kindes ist sehr, sehr anstrengend. Das Kind selbst gerät immer wieder in Situationen, in denen es Kritik und Ablehnung erfährt, ohne daran etwas ändern zu können und ohne manchmal das Verständnis dafür zu haben, warum denn die anderen so »sauer« sind. Ihm fehlt ja der dafür zuständige Rückspiegel. Das Gefühl, es doch eigentlich recht machen zu wollen und es selten zu können, kann auch zu sekundären Verhaltensstörungen führen.

So begann Konrad, 16 Jahre, einzunässen und einzukoten, da er die Welt nicht verstand, in der er mit seinen unanständigen Witzen aneckte. Er selbst hatte großen Spaß an ihnen und erwartete, den andern mit den Witzen eine Freude zu bereiten.

Wegen der Mißerfolgserlebnisse sind die Kinder bzw. Jugendlichen besonders auf Lob oder ein Streicheln angewiesen. Dabei genügen scheinbare Kleinigkeiten: Ein Hemd, das heute sauber geblieben ist oder ein liebevolles Wort ist für das stirnhirngeschädigte Kind u. U. eine hohe Leistung. Ein Gespräch, in dem man auch erklärt, warum man den Kindern zuliebe ihr Verhalten oft steuert, bahnt und kontrolliert, weil sie es selbst nicht können und daß man ihnen dies nicht übelnimmt, auch wenn es für alle Beteiligten sehr anstrengend ist, kann das Kind erleichtern.

Dennoch: Der Umgang mit Stirnhirngeschädigten ist meist so anstrengend, daß man Eltern nur raten kann, »unverschämt«, d. h. ohne jede Scham alle bestehenden Hilfen und Möglichkeiten für die eigene Entlastung zu nutzen. Es sollte die Hilfe einer Kinder- und Jugendpsychiatrie und evtl. einer medikamentösen Beeinflussung des Krankheitsbildes ins Auge gefaßt werden. Die Entlastung dient dazu, dem Kind die notwendige Liebe zukommen zu lassen, die es u. U. mehr braucht als andere Kinder, weil es ja nicht versteht, warum man es nicht versteht.

In manchen Fällen kann auch die Aufnahme in ein heilpädagogisches Heim sinnvoll sein.

Therapeutische Geschichte, geschrieben für Jochen:
Eines Tages wurde Yoyo aus dem Planetensystem des Zirbelus aus seiner Bahn geworfen und landete auf der Erde. Dort nahm er Men-

schengestalt an und lernte rasch, das Wissen dieser Erdenbewohner zu begreifen. Dennoch hatte er das Gefühl, bei ihnen nicht richtig anzukommen und Außenseiter zu bleiben. Und er wußte nicht, warum das so war.

Wie andere auch – so meinte er – grüße er höflich andere Leute, beteiligte sich an ihren Gesprächen, verteilte Süßigkeiten, um sie ihm wohlgesonnen zu stimmen und erntete doch immer wieder Ablehnung. Yoyo wurde sehr traurig. Er wollte genauso akzeptiert sein wie die anderen auch.

Eines Tages begegnete er einem kleinen Derwisch, der vor Jahren einen Bewohner aus Zirbelus kennengelernt hatte und ein wenig deren Sprache verstand. Dieser hatte ein kleines Wort-Bilderbuch zusammengestellt. Nun erst entdeckte Yoyo an den Bildern, daß oft Kleinigkeiten in der Haltung, im Blick, seine Gesten für die Erdenbewohner so mißverständlich machten. So war das, was für ihn höflich und freundlich war, offensichtlich für Menschen anmaßend oder nervig. In Zirbelinisch hingegen gab es diese Feinheiten nicht. Man verstand sich so. Man lachte über andere Witze als hier. Man nahm sich, was man wollte, man fragte nicht, das war o.k.

Yoyo bat den Derwisch, er möge ihn eine Weile begleiten und ihm seine Augen leihen. Acht Wochen zogen die beiden durchs Land, und der Derwisch korrigierte immer wieder die Feinheiten in Yoyos Ausdruck. Es war eine harte Schule, in der er sich vieles Unangenehme anhören mußte. Oft war er sehr traurig und wütend. Dann aber lernte Yoyo neue Verhaltensweisen für seine alten Gefühle, er lernte dann, die Leute zu fragen, wie sein Verhalten auf sie wirkte und fragte selbst nach, was er anders machen könne.

Als der Derwisch zwei Jahre später nach Yoyo suchte, konnte er ihn nicht mehr unter den Menschen finden, denn Yoyo sah aus und war wie sie.

Jochen, der sonst kaum seine Gefühle zeigte, hatte nach dem Vorlesen Tränen in den Augen. Ich selbst hatte danach das Gefühl, mehr Zugang zu ihm zu haben und ihm mehr sagen, d. h. ihn leiten zu können.

☰ Wahrnehmungsstörungen
»Wenn ich etwas sehe, was du nicht siehst«

Die Sinnesorgane sind unsere Pforten zur Welt. Die Informationen, die eingehen, werden miteinander verglichen und aufeinander abgestimmt. Die Beeinträchtigung *eines* Sinnes kann Auswirkungen auf andere Bereiche haben und die Wahrnehmung der Welt verzerren. Hirnverletzungen im Kleinkind- und Vorschulalter können den Aufbau dieses Informationsnetzwerkes empfindlich stören.

Unter all den Sinnen scheint das Sehen für unser Gehirn die größte Bedeutung zu haben: »Mindesens $1/3$ seiner Kapazität braucht es für die visuelle Datenverarbeitung.« (GEO-Wissen, s. S. 189)

Visuelle Wahrnehmung ist mehr als Sehen. Es umfaßt das Erkennen und das Deuten des Gesehenen: Ich muß dem Objekt eine Bedeutung geben, um es als mir bekannt oder nicht bekannt zu erkennen. Dabei vergleiche ich das Gesehene mit meinen schon gespeicherten Bildern und ordne es zu. Dies ist ein höchstkomplizierter Vorgang, in dessen Verlauf Störungen zu Fehlleistungen führen können. Einige von ihnen gehen zu Lasten von sprachlichen Problemen oder Merkfähigkeitsstörungen (siehe S. 116).

Meistens sind bei visuellen Wahrnehmungsstörungen Anteile der rechten Hirnhälfte geschädigt worden. Häufig handelt es sich dabei um Verletzungen des Scheitel-Hinterkopfbereiches.

Wahrnehmung wird gelernt. So sehen Neugeborene die Welt noch auf dem Kopf und lernen mit der Zeit umzudenken. Wir sehen die gedruckten Buchstaben dieses Textes deutlich vor dem Hintergrund des weißen Papiers. Wir haben gelernt, Vordergrund vom Hintergrund zu unterscheiden **(Figur-Grund-Wahrnehmung)**. Wir erkennen einen Gegenstand wieder, auch wenn wir ihn von einer ganz anderen Seite sehen, wenn er heller oder dunkler beleuchtet wird oder durch die Entfernung kleiner oder größer wirkt **(Konstanz-Wahrnehmung)** . Wir können aus wenigen unvollständigen Linien ein Ganzes erschließen **(Gestaltwahrnehmung)**.

Daß dies alles gar nicht so selbstverständlich ist, sieht man dann, wenn diese Fähigkeiten durch eine Hirnverletzung beeinträchtigt sind. Dann erkennt das Kind möglicherweise die Zahnbürste nicht wieder, weil sie sich in einer »ungewohnten« Lage befindet, oder es sieht das Buch vor der Tapete nicht mehr, weil die Figur-Grund-Wahrnehmung beeinträchtigt ist. Ein Kind, das unter dieser Störung leidet, braucht länger, um sich zu orientieren und die Aussage eines Bildes oder Textes zu erfassen.

═══ Spezielle Formen der visuellen Wahrnehmungsstörungen

Neben diesen Störungen grundlegender Wahrnehmungsfunktionen gibt es spezielle Formen der visuellen Wahrnehmungsstörungen, die nach einer Hirnschädigung zu beobachten sind:

Problem, die Uhrzeit abzulesen (Uhrzeitagnosie):

Wenn ein Jugendlicher Schwierigkeiten hat, Winkel richtig einzuschätzen, hat er sicher auch Probleme, aufgrund der Zeigerstellung die Uhrzeit abzulesen.

Problem, Objekte wiederzuerkennen (Objektagnosie):

Bei dieser seltenen Störung kann ein Kind zwar ein Objekt sehen, weiß aber nicht, um welchen Gegenstand es sich handelt und was es mit ihm anfangen soll. Erst wenn es andere Sinne zu Hilfe nimmt, wenn es z. B. den Gegenstand ertastet, erkennt es ihn.

Problem, Gesichter wiederzuerkennen und zu unterscheiden (Prosopagnosie):

Um Gesichter wiederzuerkennen und zu unterscheiden, ist es einerseits notwendig, ihre besonderen Kennzeichen wie z. B. buschige Augenbrauen, Bart, Haar- und Augenfarbe usw. wahrzunehmen. Die Charakteristik eines Gesichts ist jedoch mehr als die Summe seiner einzelnen Merkmale. Sie entsteht durch den Gesamteindruck, d. h. durch ein ganzheitliches Bild. Entsprechend kann die Fähigkeit, verschiedene Gesichter zu identifizieren, entweder durch die Störung grundlegender Wahrnehmungsfunktionen beeinträchtigt sein. Dieses Problem würde sich dann auch in anderen Bereichen zeigen.

Es gibt aber eine Form des Nicht-Erkennens vertrauter Gesichter, die unabhängig von diesen elementaren Störungen vorkommt. Meistens liegt eine deutliche Verletzung der rechten Hemisphäre vor, die dafür zuständig ist, daß wir ganzheitlich denken. Schließlich gibt es noch eine dritte Ursache für das Problem, Gesichter zu erkennen, nämlich das Problem, Bilder zu speichern (siehe S. 116).

Anna kam nach einer Virus-Enzephalitis zu uns. Sie bemühte sich, es allen recht zu machen, hatte aber ganz offensichtlich Schwierigkeiten, ihre Therapeuten von ihrem Äußeren her wiederzuerkennen und dann zu unterscheiden. Mich, blond, 160 cm groß, eher dünn, verwechselte sie mit einer anderen Person derselben Haarfarbe, 180 cm groß und deutlich übergewichtig. Nur den Pfleger erkannte sie mit 100%iger Sicherheit. Er war der einzige Mann auf der Station mit einem dunklen Bart.

Wenn ich sie aber ansprach, erkannte sie mich sofort. Es war meine Stimme, die den Unterschied machte, in der sonst für sie unterschiedslosen Masse an Gesichtern.

Damit Sie sich eine Vorstellung davon machen können, was eine Prosopagnosie bedeutet, hier eine kleine Imaginationsübung:

Stellen Sie sich also vor, Sie sitzen im Sprechzimmer beim Arzt. Um Sie herum sitzen 12 Ihnen fremde Personen. Stellen Sie sich weiter vor, daß Sie aufgrund einer Krankheit nicht sicher sind, ob Sie Leute, die Sie eigentlich kennen, auch wiedererkennen, und daß Sie bei keiner Person im Wartezimmer wissen, ob Sie mit ihr »per Du« oder gar verwandt sind . . . Können Sie sich diesen seelischen Streß vorstellen?

Störungen des räumlichen Wahrnehmens und des räumlichen Denkens

Um uns sicher im Raum bewegen und orientieren zu können, müssen wir
– einschätzen können, was gerade und was senkrecht ist. Wir besitzen in uns eine subjektive Vertikale und eine subjektive Horizontale, und wir »wissen« etwa ab dem Alter von sechs bis sieben Jahren, was rechts und links ist und wo sich unsere Mitte bzw. die Mitte einer Strecke befindet (siehe auch Körperwahrnehmung, S. 97);
– Längen, Entfernungen und Winkel einschätzen können (siehe auch Uhrzeitagnosie, S. 94);
– die räumliche Lage von Gegenständen in ihrer Beziehung zueinander (Position) einschätzen können.

Störungen des räumlichen Wahrnehmens und Denkens können sich zeigen als
– Probleme beim Anziehen
  (Wenn ich nicht sicher weiß, wo oben oder unten, links oder rechts ist, dann wird das Anziehen zu einem großen Problem.
  Eine andere Ursache für dieses Problem finden Sie unter Apraxie auf S. 109),
– Probleme beim Tischdecken,
– Probleme, sich im Raum zu orientieren.
  (Obwohl die Patienten, die unter diesen Problemen leiden, sowohl zeitlich als auch zu ihrer Person vollständig orientiert sind, verlaufen sie sich immer wieder.
  Eine andere Ursache des gleichen Problems kann in einer Störung der visuellen Merkfähigkeit begründet sein, siehe S. 93.)

Probleme bei visuo-konstruktiven Aufgaben (konstruktive Apraxie)

Kindern mit diesen Problemen gelingt es nicht mehr oder nicht mehr so gut wie vor der Erkrankung bzw. dem Unfall, z. B. mit Lego oder Fischertechnik etwas nach Vorlage zu bauen. Jugendliche haben Probleme beim Handwerken. Die »konstruktive Apraxie« wird in der Praxis häufig mit dem Würfelmosaiktest gemessen (siehe Abb. 20). Gerade bei dieser Untersuchung wird sichtbar, daß eine visuo-konstruktive Störung buchstäblich zwei Seiten haben kann: Nach einer Störung in der linken Hirnhälfte wird die quadratische Form der Vorlage richtig nachgebaut. Fehler finden sich vor allem in den Einzelheiten. Nach einer Störung in der rechten Hirnhälfte haben die Patienten auch Probleme, die Gesamtgestalt nachzubilden.

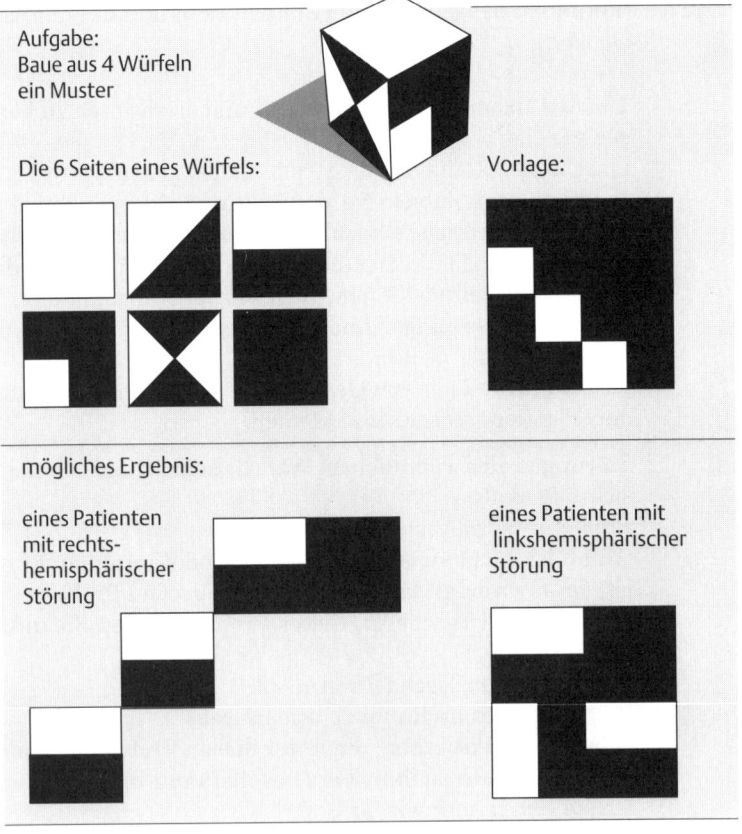

Abb. 20   Würfelmosaiktest

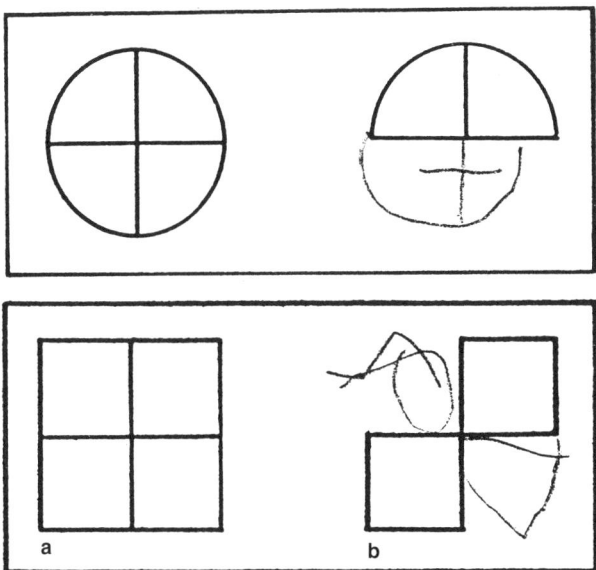

Abb. 21   a) Figürliche Vorlage, b) Ergebnis von Tobias

Manche Kinder haben Probleme beim freien Zeichnen und beim Abzeichnen.

Tobias erlitt mit sieben Jahren als Schüler der 1. Klasse ein schweres Schädel-Hirn-Trauma. Danach konnte er wegen einer visuo-konstruktiven Störung weder die zuvor beherrschte Schreibschrift schreiben noch figürliche Vorlagen richtig wiedergeben (siehe Abb. 21).

Visuo-konstruktive Aufgaben sind mehr als eine reine Wahrnehmungsleistung. Sie verlangen Denkoperationen wie z. B. das Transformieren oder gedankliche Rotieren der dargestellten Körper. Auch räumliche Anordnungen von schriftlichen Rechenaufgaben können aufgrund dieser Störung zum Problem werden.

Störungen der Körperwahrnehmung

Autotopagnosie

Unter diesem Begriff versteht man die Schwierigkeit, auf Aufforderung bestimmte Körperteile zu zeigen. Da es sich bei der Autotopagnosie um eine Störung der Orientierung im Raum handelt, sind immer auch andere Wahrnehmungsbereiche beeinträchtigt. Oft finden sich *Unsicherheiten, links und rechts* sowohl an sich selbst als auch im umgebenden Raum *zu unterscheiden.* Auch die sogenannte *Fingeragnosie,* bei der Patienten Probleme haben, auf Aufforderung ihre entsprechenden Finger zu zeigen, ist keine eigenständige Störung, sondern ebenfalls entweder Ausdruck einer Orientierungsstörung im Raum oder ein Sprach- und Verständnisproblem (siehe auch Aphasie, S. 102).

Störungen der Wahrnehmung der eigenen Körperlängsachse

Jeder von uns hat seine eigene Vorstellung, was »gerade« ist. Bei bestimmten Arten von Hirnverletzungen gerät unsere »subjektive Vertikale« ins Wanken, d. h. wir empfinden eine Linie als senkrecht, die tatsächlich um einige Grade nach links bzw. rechts geneigt ist. Entsprechend richten diese Patienten ihren Körper aus. Jeder Versuch von außen, sie wieder in eine objektiv gerade Position zu richten, beantworten die Patienten mit einer Gegenbewegung in ihre Ausgangslage, da sie sich subjektiv schief fühlen (Pushersyndrom).

> *Oliver Sacks berichtet über einen solchen erwachsenen Patienten mit dieser Störung. Besonders beeindruckend ist seine kreative Behandlungsstrategie: Er befestigte über der Brille des Mannes derart ein Pendel, daß der Patient immer »vor Augen hatte«, ob er gerade stand oder nicht. Mit Hilfe dieses äußeren Korrektivs lernte der Mann innerhalb kurzer Zeit, sich »im Lot« zu halten.*

Der Neglect

Der Neglect ist im Grunde genommen keine Störung der Körperwahrnehmung im engeren Sinne, sondern ein Aufmerksamkeits- oder Beachtungsproblem: Bei einem Neglect wird eine Raum- und/oder Körperhälfte vernachlässigt, d. h. weniger oder gar nicht beachtet, ohne daß es dafür körperliche Ursachen wie z. B. eine Lähmung gibt. Es scheint so, als gäbe es für die eine Körper- bzw. Raumhälfte kein inneres Abbild, das Bedeutung hätte. Wir besprechen den Neglect dennoch unter diesem Kapitel, weil infolge der Vernachlässigung ein Teil der Umwelt bzw. des Körpers nicht *wahrgenommen* wird. Die Vernachlässigung kann nicht nur das visuelle Wahrnehmen und Vorstellen betreffen, sondern auch das Hören (akustischer Neglect), das Fühlen (somatosensorischer Neglect) und die Bewegung (motorischer Neglect).

Patienten mit einem visuellen linksseitigen Neglect zum Beispiel fallen dadurch auf, daß sie

- an linksseitige Hindernisse anstoßen, z. B. Türrahmen;
- Personen übersehen, die sich links von ihnen befinden;
- nur die rechte Flurseite benutzen;
- Probleme beim Lesen haben, weil sie in der Mitte der Seite zu lesen beginnen und die linke Hälfte der Seite nicht beachten;
- auf der rechten Blattseite zeichnen bzw. schreiben;
- beim Abzeichnen von Gegenständen oft Teile auf der vernachlässigten Seite weglassen;
- ihre linke Körperhälfte weniger pflegen
- und sie nicht oder weniger einsetzen, obwohl sie es könnten;
- im Falle einer Anosognosie die Krankheitssymptome (wie z. B. eine Lähmung) der betroffenen Körperhälfte nicht wahrnehmen bzw. sie verleugnen.

Bernd war Kettenraucher und außerdem chronisch in Geldnöten, so daß er seine Mitpatienten meistens um Zigaretten anbetteln mußte. Er war fixiert auf Zigaretten. Um das Ausmaß seines linksseitigen Neglects kennenzulernen, legte ich ihm »vor seinen Augen« eine Zigarette neben seine linke Hand. Sie blieb dort bis zum Stundenende unentdeckt liegen.

 ## Was hilft bei Wahrnehmungsstörungen?

Für die beschriebenen Störungsbilder bietet sich eine Vielzahl von Übungsmöglichkeiten an. All diese Möglichkeiten zusammenzustellen und zu beschreiben, würde den Rahmen dieses Ratgebers überschreiten. Auch ist nicht jede Übung und jedes Material für jedes Alter und jede Wahrnehmungsstörung geeignet. Je individueller eine Übung dem Kind, seinem Entwicklungsstand und seiner Störung angepaßt wird, desto größer wird ihr Effekt sein.

Die behandelnde Klinik wird Sie beraten, was für Ihr Kind wichtig ist und Ihnen auch sagen, ob, was, wie lange und womit Sie mit ihm üben sollen.

Auch für Wahrnehmungsstörungen gilt als grundsätzliche Orientierungshilfe:

Was innen fehlt, muß durch außen ersetzt werden.

Was heißt das? Wenn mir mein Gehirn nicht auf natürliche Weise Orientierung gibt, dann brauche ich sie sozusagen »künstlich« von außen. Beispiele:

– Bei Problemen beim Anziehen, die auf Wahrnehmungsstörungen beruhen, kennzeichnen Sie die einzelnen Teile der Kleidung durch Farben oder Symbole (u. U. müssen diese auch auf den Körper übertragen werden). Besprechen Sie mit dem Kind, welches Symbol es für »unten« und »oben« bevorzugt (z. B. Erde/Himmel) oder für links und rechts.

– Vernachlässigte Körperseiten können durch Schmuck oder eine Uhr ins Blickfeld gerückt werden.

– Ist die Unterscheidung von links und rechts noch nicht sicher (das kann man erst ab sechs bis acht Jahren erwarten), kann man die Unterschiede bei Kindern durch rhythmische Texte mit entsprechenden Bewegungen der linken und rechten Seite unterstützen.

– Memory, Bilderlotto, Schau-genau, Bilderbücher sind gute Materialien, um durch Fragen einfache und kompliziertere Wahrnehmungsübungen durchzuführen, wie z. B. »Zeig mir das Tier, das so aussieht wie dieses hier . . .«.

– Bei visuo-konstruktiven Problemen gibt es eine Menge an geeignetem Spielmaterial wie z. B. Puzzle, Tangram, Baukästen, Lego, Fischer-Technik, Constri, usw.

– Inzwischen gibt es auch eine ganze Menge spezieller Software zum Training einzelner Wahrnehmungsfunktionen.

Erfolg kommt von Erfolg: Beginnen Sie immer mit den Aufgaben, die am leichtesten zu lösen sind. Geben Sie – wenn nötig – Hilfestellung. Funktioniert diese Hilfe, so kann sie langsam, Schritt für Schritt, abgebaut werden.

☰ Störung der Kommunikation
»Wenn die Verständigung nicht klappt«

In allen zwischenmenschlichen Beziehungen ist Kommunikationsfähigkeit unabdingbare Voraussetzung für ein funktionierendes Zusammenleben. Kommunikation umfaßt **sprachliche** (verbale) und **nicht-sprachliche** (non-verbale) Elemente.

Die **sprachliche Kommunikation** umfaßt u. a.

- gesprochene Sprache
- Schriftsprache
- Gebärdensprache
- Blindenschrift
- Symbole wie mathematische Kürzel, Verkehrszeichen.

Die **nicht-sprachliche Kommunikation** umfaßt mehr, als uns im Alltag bewußt ist:

akustisch:
- individuelle Stimme
- Sprechrhythmus, Sprachmelodie, emotionale Färbung
- Sprechgeschwindigkeit

visuell:
- Körpersprache
- Mimik
- Gestik

taktil:
- Händedruck, Kuß, Streicheln

Nach einem Unfall können je nach individueller Kombination und Ausprägung der Verletzungen Hirnstrukturen für verschiedene Formen der sprachlichen Kommunikation gestört sein.

Im sprachlichen Bereich finden sich Beeinträchtigungen oder Verlust
- der gesprochenen bzw. der gehörten Sprache,
- der Schreibfähigkeit,
- des Erkennens von Symbolen.

Im nicht-sprachlichen Bereich finden sich Beeinträchtigungen durch Verlust oder Einschränkung von folgenden Fähigkeiten:
- gestörtes, verlangsamtes, abgehacktes Sprechen (Dysarthrie),

- veränderte Stimme,
- fehlende Stimmelodie,
- veränderte Mimik bei Gesichtsnervenlähmung,
- unvollständige Gestik bei Lähmungen oder Bewegungsstörungen,
- eingeschränkte Wahrnehmung für soziale Signale.

Es wird für den Kranken *und* sein Gegenüber *gleichermaßen schwer* zu verstehen, was der andere sagen will, vor allem wenn es auf Nuancen ankommt. Sorgfältiges Beobachten, behutsames Fragen und verständnisvoller Umgang miteinander sind notwendig.

Sprach- und Sprechstörungen

Bei den meisten Menschen sind die Sprachzentren in der linken Großhirnhälfte lokalisiert. Betrifft eine Hirnverletzung nach abgeschlossener Sprachentwicklung auch diese Bereiche, so kommt es zu einer Sprachstörung, die **Aphasie** (griechisch »ohne Sprache«) genannt wird. In der Regel bedeutet die Aphasie jedoch keinen vollständigen Sprachverlust. Man unterscheidet verschiedene Formen und Schweregrade. Je nach Verletzungsort sind das **Sprachverständnis** (Verstehen von gesprochener und geschriebener Sprache) und/oder die **Sprachproduktion** (Sprechen und Schreiben) gestört. Die Wahrnehmung der Realität und des nicht sprachgebundenen logischen Denkens müssen durch eine Aphasie nicht verändert sein.

Von der Aphasie als **Sprach**störung sind die **Sprech**störungen, **Sprechapraxie** und **Dysarthrie** zu unterscheiden.

Bei der **Sprechapraxie** sind die Auswahl und zeitliche Aufeinanderfolge der Sprechbewegungen gestört. Sie kommt oft zusammen mit einer Aphasie vor.

Bei der **Dysarthrie** handelt es sich um eine zerebral bedingte Bewegungsstörung der Organe, die das Bilden von Lauten ermöglichen. Es kommt zu einem verwaschenen, meistens verlangsamten Sprechen. Die schwerste Form dieser Störung ist die **Anarthrie**. Eine lautsprachliche Verständigung ist dabei wegen der Unfähigkeit zur Artikulation nicht mehr möglich.

Wenn nicht nur das Sprachzentrum, sondern auch andere Teile der linken Hirnhälfte betroffen sind, können zusätzlich zur Aphasie auch eine Halbseitenlähmung rechts, eine halbseitige Gesichtsfeldeinschränkung (Hemianopsie), eine Apraxie oder eine Fingeragnosie auftreten.

Diagnose und Behandlung der Aphasie ist u. a. Gegenstand der Logopädie.

Man ordnet die unterschiedlichen Störungsbilder bei einer Aphasie bestimmten Hauptgruppen zu. Die vier wichtigsten sind:

- die globale Aphasie
- die Broca-Aphasie
- die Wernicke-Aphasie
- die amnestische Aphasie

Die **globale Aphasie** stellt die schwerste Form der zentralen Sprachstörung dar. Die betroffenen Menschen zeigen ein stark gestörtes Sprachverständnis und sind weitgehend unfähig, sich auszudrücken (rezeptive und expressive Störung). In vielen Fällen kann nicht einmal »ja« oder »nein« sicher verstanden oder geäußert werden. Vielfach werden sprachliche Automatismen verwandt wie »do, do, do« oder Floskeln eingesetzt wie »sag ich doch«, ohne daß für den Gesprächspartner ein Sinnzusammenhang erkennbar wird.

Die **Broca-Aphasie** (auch: motorische Aphasie) erkennt man am unvollkommenen Satzbau (Agrammatismus oder »Telegrammstil«). Sie ist also eine vorwiegend expressive Störung. Die Kinder sprechen meist verlangsamt und mit großer Anstrengung. Oft kommt es zu phonematischen Paraphasien, d. h. die verwendeten Wörter sind durch Lautverwechslungen, Auslassungen oder Umstellungen verändert. Z. B. sagt das Kind Hund statt Hand. Das Sprachverständnis ist dagegen – zumindest für die Alltagssprache – nur leicht bis mittelgradig gestört. Auch das Schreiben kann beeinträchtigt sein.

Jugendliche mit einer **Wernicke-Aphasie** (auch: sensorische Aphasie) sprechen viel und flüssig und mit normaler Sprachmelodie. Ihr Satzbau ist jedoch fehlerhaft. Sie bilden überlange Satzgefüge mit falsch miteinander verbundenen oder verdoppelten Satzteilen (Paragrammatismus). Außerdem kommt es neben Lautverwechslungen zu semantischen Paraphasien, d. h. die Patienten verwenden Wörter, die mehr oder minder weit vom Zielwort abweichen; z. B. sagen sie Schippe statt Besen. Häufig ist es deshalb für den Gesprächspartner schwierig zu erfassen, was gemeint ist. Meistens liegt eine schwere Störung des *Sprachverständnisses* vor. Die Jugendlichen können oft ihre Störung selbst nicht wahrnehmen.

Die **amnestische Aphasie** äußert sich hauptsächlich in Wortfindungsstörungen. Wortfindungsstörungen finden sich zwar auch bei den anderen Aphasien, hier aber stellen sie das Leitsymptom dar. Die Kinder können sich weitgehend flüssig und grammatikalisch richtig verständigen, bleiben aber immer wieder mitten im Satz stecken, wenn ihnen das passende Wort nicht einfällt. Sie helfen sich dann mit Umschreibungen für das Gemeinte.

> *Andreas suchte nach dem Begriff »Sonnenschirm« und umschrieb ihn: »Stange mit Dach«.*

Das Sprachverständnis ist bei der amnestischen Aphasie wenig gestört.

Kommt es bei Schädel-Hirn-Traumen oder Hirnentzündungen zu Aphasien, so läßt sich das Störungsbild allerdings nicht ohne Einschränkungen einer der beschriebenen Störungsformen zuordnen, da diese *in reiner Form nur bei Schlaganfallpatienten* auftreten. Nach Schädel-Hirn-Trauma finden wir meist keine »reinen« Aphasien, sondern eher Mischtypen mit verschiedenen Schwerpunkten, da die Verletzung oft größere Hirnregionen betrifft. Man spricht in solchen Fällen deshalb auch von einer nicht klassifizierbaren Aphasie.

Eine besondere Bedeutung haben die sogenannten **Restaphasien**. Die betroffenen Kinder und Jugendlichen sind im Alltag sprachlich weitgehend unauffällig. Ihre Schwierigkeiten setzen erst dann ein, wenn sie z. B. schwierige Texte verstehen oder in der richtigen Abfolge wiedergeben oder den Sinn von Sprichwörtern erkennen sollen. Es ist einsehbar, daß solche Kinder und Jugendliche leicht fehleingeschätzt werden, wenn man wegen ihrer Unauffälligkeit bei der Alltagskommunikation ihre Sprachschwierigkeiten z. B. bei schulischen Anforderungen übersieht oder nicht genügend ernst nimmt.

 Was hilft bei einer Aphasie?

- Sprechen Sie langsam, aber nicht zu langsam und in normaler Betonung und Lautstärke mit Ihrem Kind. Das Kind ist nicht schwerhörig.

- Sprechen Sie in einfachen, kurzen Sätzen. Auch wenn das Kind nur im Telegrammstil spricht, benötigt es eine sprachlich korrekte Ansprache durch seine Umgebung.

- Begleiten Sie Ihre Worte durch Mimik, Gestik, Vormachen oder Zeigen auf die gemeinten Objekte oder Bilder. Sie unterstützen so das Sprachverständnis.

– Das aphasische Kind versteht oft weniger als es den Anschein hat. Es ist deshalb sinnvoll sich zu vergewissern, ob das Gesagte tatsächlich angekommen ist. Stellen Sie Fragen so, daß es mit »Ja« oder »Nein« antworten kann.

– Aphasie ist nicht gleichzusetzen mit geistiger Behinderung! Wenn aphasische Menschen etwas falsch sagen, ist das in der Regel kein Zeichen von Verwirrung oder mangelnder Denkfähigkeit, sondern Ausdruck gestörter Sprachverarbeitung. Sprechen Sie daher die Kinder gemäß ihrem Alter bzw. ihrem Entwicklungsstand an.

– Sorgen Sie für einen ruhigen Gesprächsrahmen. Achten Sie darauf, beim Gespräch Blickkontakte mit dem Kind herzustellen und zu halten. Es kann vorkommen, daß aphasische Menschen in Streßsituationen etwas sagen, was ihrer eigentlichen Redeabsicht völlig widerspricht.

– Nehmen Sie sich viel Zeit zum geduldigen Zuhören. Versuchen Sie nicht *vorschnell*, einen vom Kind angefangenen Satz zu vollenden.

Andreas konnte, wenn man ihm Zeit ließ, selbst recht schnell das gesuchte Wort finden. Zufällig erlebte ich mit, wie Andreas Besuch von einigen seiner Fußballfreunde hatte. Sie unterhielten sich über Filme. Andreas wollte erzählen, in welchem Film er am Wochenende gewesen war und suchte nach dem Titel. Sofort sprangen die Freunde ein. Jeder warf einen anderen Titel ein. Andreas wurde immer mehr blockiert und winkte ab, »morgen sag ich's euch!«

– Denken Sie daran, daß es dem Kind peinlich sein kann, nicht mehr sagen zu können, was es will, oder nicht verstehen zu können, was Sie sagen.

– Wichtig ist, das Kind zum Sprechen zu ermuntern. Verbessern Sie es auch deshalb *nicht ständig*. Widerstehen Sie auch der Versuchung, *für* das Kind zu sprechen. Natürlich können Sie im Notfall Gesprächshilfen geben, indem Sie z.B. ein vermutlich passendes Wort vorgeben.

– Täuschen Sie kein Verständnis vor, um das Kind zu schonen. Fragen Sie lieber geduldig nach. Sollte die Verständigung trotz ihres gemeinsamen Bemühens in diesem Augenblick nicht möglich sein, versuchen Sie es zu einem späteren Zeitpunkt erneut. Erfahrungsgemäß zeigt die Sprachleistung bei aphasischen Menschen starke Schwankungen.

- Regen Sie Ihr Kind an zu lesen, soweit es dazu wieder in der Lage ist. Der Lesestoff sollte überschaubar sein, in gut verständlicher Sprache abgefaßt und für das Kind interessant. Entsprechende Texte mit Bildunterstützung eignen sich besonders.

Andreas war ein Fan eines jungen Schauspielers, der schon früh, mit 23 Jahren, gestorben war. Seine Schwester schenkte ihm ein neu erschienenes Buch über diesen jungen Mann, das viele Bilder mit einfachen Texten enthielt. Obwohl das Lesen noch nie Andreas' Lieblingsbeschäftigung und nun erst recht mühsam war – unbekannte Worte mußte er buchstabieren –, las er es mit Begeisterung.

- Klären Sie Angehörige und Freunde über die Sprachstörung ihres Kindes auf und greifen Sie bei Mißverständnissen vermittelnd ein.

- Auch wenn Sie den Eindruck haben, daß das Sprachverständnis bei Ihrem Kind noch stark gestört ist, sollten Sie nie in seiner Gegenwart so mit anderen sprechen, als ob es gar nicht da wäre.

- Zeigen Sie dem Kind, was es alles kann, indem sie es z. B. in häusliche Arbeiten mit einbeziehen. Regen Sie es an, nach Möglichkeit seinen bisherigen Hobbys nachzugehen oder neue Interessen zu entwickeln.

- Gerade bei aphasischen Kindern und Jugendlichen mit einer stärker ausgeprägten Störung ist eine besonders enge Abstimmung der Angehörigen mit dem Team in allen Fragen, die den pädagogischen Umgang und die Förderung betreffen, wichtig. Suchen Sie deshalb regelmäßig das Gespräch mit den Teammitgliedern.

- Aphasien können sich in den ersten Jahren bei entsprechender Behandlung oft noch deutlich verbessern. Geben Sie also nicht zu früh die Hoffnung auf Verbesserungen auf. Wichtig ist auch, bei Schülern nicht vorschnell eine schulische Zuordnung vorzunehmen, sondern evtl. auch eine schulische Zwischenlösung zu suchen.

Bei Karin kam es im Alter von neun Jahren zu einer Spontanblutung aus einer Gefäßgeschwulst in der linken Hirnhälfte. Es entwickelte sich eine Halbseitenlähmung rechts und eine Broca-Aphasie.

Vor der Erkrankung besuchte Karin die 3. Klasse der Grundschule mit sehr guten Leistungen. Während der stationären Rehabilitationsbehandlung ergaben sich gute Fortschritte. Neun Monate später, zum Zeitpunkt der Entlassung, benötigte Karin aber noch so viele Therapien, daß schon allein aus zeitlichen Gründen und auch we-

gen der fraglichen Belastbarkeit ein regulärer Schulbesuch nicht möglich war. Außerdem waren die aphasischen Störungen noch so ausgeprägt, daß auch deshalb eine besondere Lösung für den Unterricht gefunden werden mußte. Wir schlugen deshalb vor, Hausunterricht zu beantragen. Dieser sollte nach Möglichkeit von einer Lehrkraft der bisher besuchten Schule gegeben werden, um die Chancen einer späteren Teilnahme am regulären Unterricht dieser Schule auslotsen zu können. Durch günstige Umstände war es möglich, daß die Klassenlehrerin der in Frage kommenden 3. Klasse selbst den Hausunterricht im Umfang von sechs Wochenstunden übernehmen konnte. Da Karin über eine gute Intelligenz und ein weitgehend intaktes Sprachverständnis verfügte, konnte sie bald zusätzlich stundenweise als Gast am Unterricht der 3. Klasse teilnehmen.

Ab der 4. Klasse nahm Karin voll am Unterricht ihrer neuen Klasse teil und erhielt nur noch eine zusätzliche Förderstunde. Im Lauf der Zeit besserten sich die aphasischen Störungen wie Schwierigkeiten beim Lesen, beim mündlichen und schriftlichen Ausdruck und bei der Wortfindung, und das Schreiben mit der linken Hand wurde immer geläufiger. So konnte Karin den Abschluß der Grundschule erreichen und besucht jetzt die örtliche Hauptschule. Sie fühlt sich auch in der neuen Umgebung wohl, obwohl sie weiterhin mit erheblichen Schwierigkeiten im sprachlichen Bereich zu kämpfen hat.

Die bisherige Integration in die allgemeine Schule trotz der weiterhin bestehenden Halbseitenlähmung und der aphasischen Probleme war möglich, weil Karin sowohl von den Lehrkräften Verständnis und Unterstützung erfuhr, als auch im familiären Umfeld umfassend gefördert wurde.

Posttraumatischer Mutismus

Immer wieder beobachten wir Kinder und Jugendliche, die nach einem Schädel-Hirn-Trauma oder einer Hirnentzündung (Enzephalitis) nicht sprechen, obwohl sie keine Aphasie (Sprachstörung) oder Anarthrie (Sprechstörung) haben: Sie kommunizieren mit Mimik, Gebärden und Schreiben und verstehen offensichtlich alles. Diesen Zustand nennen wir Mutismus (lat. mutare = schweigen). Als Ursache kommt eine organische Hirnschädigung (Hirnstamm) in Frage. Es handelt sich nicht um eine Sprachverweigerung, sondern um eine funktionelle Störung. In der Regel ist die Prognose günstig (siehe Fall Clemens, S. 34).

☰ Störungen der Bewegungsabläufe: Apraxien »Wenn der dritte Schritt vor dem ersten erfolgt«

Die griechische Vorsilbe »A-« bedeutet »nicht« oder »ohne«. Jemand, der sich »a-praktisch« verhält, verhält sich bei leichterer Ausprägung der Störung »unpraktisch«. Da die linke Hirnhälfte für Sprachproduktion und -verständnis ausgewiesen ist, aber sich auch auf die Planung und Ausführung komplexer motorischer Bewegungen und Bewegungsfolgen spezialisiert hat, findet man Apraxien häufig zusammen mit Aphasien bei Schädigungen der linken Hirnhälfte.

Bei einer schweren Apraxie ist ein Kind unfähig, eine Handlung erfolgreich zu beenden. Dabei ist vor allem der Aufbau bzw. der korrekte Ablauf von Handlungen bzw. Bewegungen gestört.

Man geht bei Apraxien davon aus, daß das reibungslose Zusammenspiel zwischen verschiedenen Funktionszentren im Gehirn gestört ist. Wie in einem Bühnenstück, in dem jeder seine eigene Rolle spielt, ergibt sich nur ein sinnvolles Ganzes, wenn die einzelnen Schritte und Handlungen durch eine straffe Regie aufeinander abgestimmt sind.

Wir unterscheiden hier zwei Formen von Apraxien:

- die ideomotorische Apraxie
- die ideatorische Apraxie

Die sog. konstruktive Apraxie wird unter dem Stichwort visuo-konstruktive Störungen unter dem Gliederungspunkt »Wahrnehmungsstörungen« beschrieben.

☰ Die ideomotorische Apraxie

Kinder mit einer ideomotorischen Apraxie fallen dadurch auf, daß sie *Einzelbewegungen,* z. B. bestimmte Gesten wie »einen Vogel zeigen«, »den Mund wie zum Pfeifen spitzen«, »die Backen aufblasen«, »die Stirne runzeln«, »die Zunge herausstrecken«, »eine lange Nase machen« *auf Aufforderung* nicht mehr in die Tat umsetzen können. Diese Störung tritt auch auf bei Aufgaben, in denen verlangt wird, eine vorgestellte Bewegung »pantomimisch« darzustellen, wie z. B. »Zeig' mal, wie sieht das aus, wenn man Zähne putzt oder mit dem Pinsel die Wand anmalt ...?«

Patienten mit dieser Störung beherrschen jedoch jede dieser Bewegungen und Gesten, wenn sie sie *spontan* einsetzen können. Es handelt sich damit um eine Störung der *bewußten* Organisation motorischer Programme.

Eine besondere Form der ideomotorischen Apraxie ist die **Gesichtsapraxie**: Manche Kinder haben Probleme z. B. beim Sprechen, weil sie nicht »wissen«, welche Bewegungen bzw. in welcher Reihenfolge sie sie ausführen müssen, um Laute zu bilden. Andere können deswegen z. B. nicht (mehr) pfeifen. Ideomotorische Apraxien bilden sich oft spontan zurück.

> *Maria, 10 Jahre, war schon vor ihrem Unfall ein sehr eigenes Mädchen, das nicht mit jedem gleich Kontakt aufnahm. Nach ihrem Unfall war es besonders schwer, Kontakt zu ihr herzustellen. Sie sprach nicht, aber nahm auch kaum oder selten mimisch Kontakt auf, sondern versteckte ihren Kopf im Schoß. Zunächst dachten wir an eine aphasische Störung. In der logopädischen Behandlung wurde jedoch deutlich, daß Maria lesen konnte. Im Fahrstuhl entdeckte ich, daß Maria einen Jungen, der sie ärgerte, spontan imitierte. Die Logopädin stellte fest, daß Maria offensichtlich große Probleme hatte, Laute zu bilden, weil sie die motorische Stellung ihrer Lippen und Zunge nicht fand, die dazu notwendig waren.*

Die ideatorische Apraxie

Diese Form der Apraxie besteht in der Unsicherheit bzw. Unfähigkeit, die für eine Handlung notwendigen Schritte auszuwählen und die Handlung in der richtigen Reihenfolge der Schritte auszuführen. Viele unserer alltäglichen Verrichtungen verlangen eine solche »innere Systematik« wie z. B. Kochen, Essen, Körperhygiene, Basteln, das Anziehen. (Das Anziehen kann auch dadurch problematisch werden, weil das Kind nicht weiß, was oben und unten, links und rechts ist, siehe auch Störungen des räumlichen Wahrnehmens und Denkens S. 95.) Die Patienten fallen dadurch auf, daß sie entweder den dritten Schritt vor dem ersten tun, z. B. das Mehl für den Eierkuchen in die Pfanne schütten, oder daß sie immer wieder die gleiche Handlung oder Bewegung wiederholen oder hilflos abbrechen, oder daß sie statt der richtigen Handlung auf eine »unnötige« ausweichen oder ganze Schritte einfach auslassen. (Die ideatorische Apraxie wird daher auch als eine Agnosie des Gebrauchs bezeichnet.)

Je nach Entwicklungs- bzw. Erfahrungsstand des Kindes vor der Erkrankung bzw. dem Unfall kann diese Störung an bisher gelungenen Alltagstätigkeiten, wie z. B. einen Bleistift spitzen, etwas ausschneiden, etwas falten, etwas nach Rezept kochen, überprüft werden.

Was hilft bei Apraxie?

– Wenn die Apraxie mit einer Aphasie kombiniert ist, steht die Behandlung der Kommunikationsstörung im Vordergrund.

– Wegen der häufigen Verbindung von Apraxie und Schädigung der linken Hemisphäre ist die Unterstützung des Handlungsablaufes durch Bilder sinnvoller als durch Sprache oder Texte (z. B. Rezepte in Bildern).

– Seien sie Modell, machen Sie Handlungen vor und lassen Sie sie Ihr Kind dann nachmachen, z. B. imitieren, raten und nachspielen.

– Zerlegen Sie Handlungen in Einzelteile. Üben Sie einzelne Sequenzen und setzen Sie sie dann schrittweise zusammen. Beginnen Sie mit alltagsrelevanten Tätigkeiten wie z. B. Anziehen, Tischdecken, Einkaufen, Kochen – je nach Alter.

– Beginnen Sie mit Aufgaben, die einfach gelöst werden können und die einen, dann zwei, dann drei Schritte für die Erledigung brauchen. Üben Sie die einzelnen Handlungsschritte in umgekehrter Reihenfolge, da der Abschluß einer Handlung sozusagen eine Belohnung für das Kind darstellt. Wenn das Kind z. B. üben soll, mit dem Löffel zu essen, führen Sie zuerst die Hand Ihres Kindes mit dem bereits gefüllten Löffel bis kurz vor den Mund und lassen es dann selbst den Löffel in den Mund nehmen. Als »Belohnung« folgt prompt das Essen. Am Ende der umgekehrten Handlungskette wird geübt, wie das Kind allein den Löffel vom Tisch aufnimmt.

– Verzichten Sie nach und nach darauf, Hilfestellungen zu geben – je nachdem, wie erfolgreich Ihr Kind die einzelnen Schritte bewältigt (Prinzip der abnehmenden Hilfe).

Kognitive Beeinträchtigungen »Wenn das Lernen schwerfällt«

Wenn das Lernen schwerfällt, kann dies verschiedene Gründe haben:

– Das Kind kann nicht mehr so (logisch) denken wie früher (intellektuelle Beeinträchtigung). Darum fällt das Lernen von neuem Stoff schwerer als vorher.
– Das Kind kann sich nicht mehr so konzentrieren wie vorher.
– Das Kind kann nicht mehr so schnell denken wie vorher und bekommt nicht genügend Zeit.
– Das Kind hat nicht genügend psychische »Schubkraft«, um sich »aufzuraffen«, etwas zu tun.

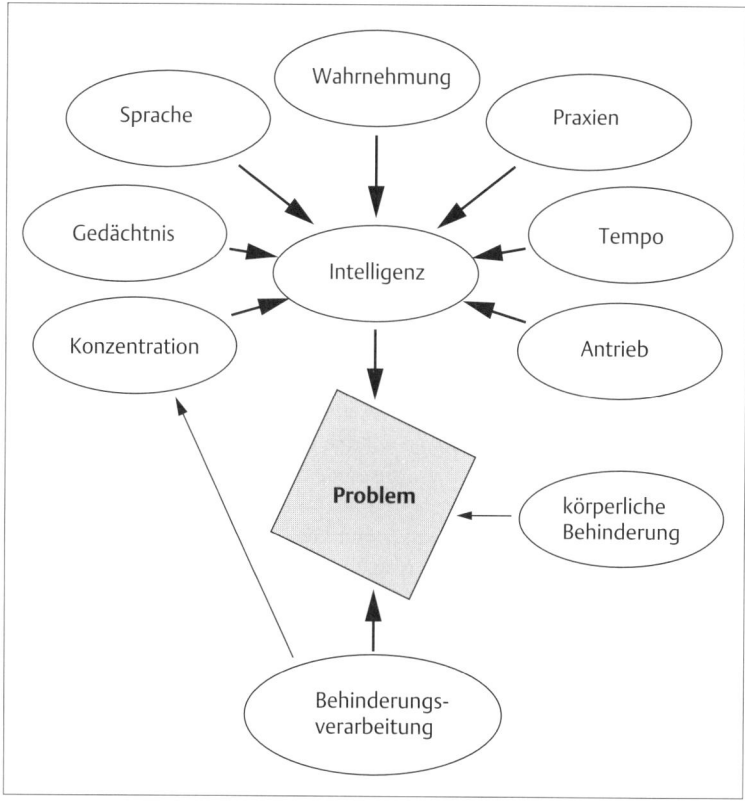

Abb. 22   Mögliche Ursachen von Lernproblemen bei hirnverletzten Kindern

- Das Kind kann sich nicht mehr merken, was es neu erfährt.
- Das Kind kann sich nur bestimmte Dinge nicht merken, da es dort seine Auffassungsschwäche hat.
- Das Kind kann durch Bewegungs- oder Sinnesbehinderungen beeinträchtigt sein.
- Das Kind ist seelisch so mit der neuen Lebenssituation beschäftigt, daß ihm Energie und Konzentration für das Lernen fehlt.

Häufig liegt eine Kombination der genannten Punkte vor.

Intelligenz

Intelligenz setzt sich aus verschiedenen Fähigkeiten zusammen, die sich im Laufe der Kindheit und Jugend entfalten und dann relativ stabil bleiben. Zur Intelligenz gehören Fähigkeiten wie Sprache und Sprachverständnis, schlußfolgerndes Denken, vorausschauendes Planen; die Fähigkeit, das Wesentliche eines Bildes, eines Textes oder einer Situation zu erkennen, das Gelernte auf neue Situationen zu übertragen u. ä. m.

Nach einer Hirnverletzung haben manche unserer Kinder Probleme, beim folgenden Text »zwischen den Zeilen zu lesen« und den Sinn der Geschichte zu entnehmen:

Drei Frauen wollten Wasser holen am Brunnen. Nicht weit davon saß ein alter Mann auf einer Bank und hörte zu, wie die Frauen ihre Söhne lobten.
»Mein Sohn«, sagte die erste, »ist so geschickt, daß er alle hinter sich läßt ...«
»Mein Sohn«, sagte die zweite, »singt so schön wie die Nachtigall! Es gibt keinen, der eine so schöne Stimme hat wie er ...«
»Und warum lobst du deinen Sohn nicht?« fragten sie die dritte, als sie schwieg.
»Er hat nichts, was ich loben könnte«, entgegnete sie. »Mein Sohn ist nur ein gewöhnlicher Knabe, er hat nichts Besonderes an sich und in sich ...«
Die Frauen füllten ihre Eimer und gingen heim. Der alte Mann ging langsam hinter ihnen her. Die Eimer waren schwer und die abgearbeiteten Hände schwach. Deshalb machten die Frauen eine Ruhepause, denn der Rücken tat ihnen weh.
Da kamen ihnen drei Jungen entgegen. Der erste stellte sich auf die Hände und schlug Rad um Rad. Die Frauen riefen: »Welch ein geschickter Junge!«

*Der zweite sang so herrlich wie die Nachtigall, und die Frauen
lauschten andachtsvoll und mit Tränen in den Augen.*
*Der dritte Junge lief zu seiner Mutter, hob die Eimer auf und trug sie
heim.*
Da fragten die Frauen den alten Mann: »*Was sagst du zu unseren
Söhnen?*«
»*Wo sind eure Söhne?*« *fragte der alte Mann verwundert.* »*Ich sehe
nur einen einzigen Sohn!*«

Leo Tolstoi, *Die drei Söhne*

Kinder mit herabgesetzten intellektuellen Fähigkeiten können
Schwierigkeiten haben, die folgende Textaufgabe zu verstehen und sie in die
notwendigen Teilaufgaben zu zerlegen. Dabei ist durchaus möglich, daß das
Kind die erforderlichen formalen Rechenverfahren (Abziehen, Teilen) sicher
beherrscht:

*Karl kauft 4 kg Äpfel. Er bezahlt mit einem 20-DM-Schein und be-
kommt 8 DM zurück. Wieviel kostet 1 kg Äpfel?*

Auch bei der Frage, nach welchem Gesetz eine Zahlenreihe aufgebaut ist, haben diese Kinder oft Schwierigkeiten, weil sie das zugrundelie-
gende Muster nicht erkennen.

»*Setze die folgende Zahlenreihe 80, 78, 75, 73, 70, 68, ... fort!*«

(Die aufgeführten Beispiele entsprechen den Anforderungen der
4. Klasse.)

Eine Hirnverletzung kann alle intellektuellen Fähigkeiten betreffen, so daß das Gesamtniveau herabgesetzt wird, oder sie kann einzelne Fähigkeiten beeinträchtigen. So kann jemand z. B. genausogut schlußfolgern
wie vorher, aber nun Probleme haben, einen einfachen Bilderwitz zu verstehen.

Diffuse Hirnschädigungen, wie sie z. B. nach längerem Sauerstoffmangel auftreten, führen eher zu einer allgemeinen Störung.

Jüngere Kinder reagieren auf eine Hirnschädigung eher mit einer
allgemeinen Beeinträchtigung der intellektuellen Funktionen. Bei ihnen
kann es auch zu späten Einbußen der intellektuellen Entwicklung kommen,
wenn sich die Denkfähigkeiten nach einem Unfall nicht im natürlichen Tempo weiterentwickeln. So kann ein Kind nach einem Unfall in der neuropsychologischen Untersuchung und bei der Beobachtung während der Therapien unauffällig sein, zwei Jahre später aber durch Probleme in der Schule
auffallen.

Wir empfehlen regelmäßige Nachuntersuchungen und Verlaufsbeobachtungen in einer Rehabilitationsklinik für Kinder und Jugendliche auch nach der Entlassung, um Entwicklungsstörungen frühzeitig zu entdecken und geeignete Fördermaßnahmen einzuleiten.

Aufmerksamkeits- und Konzentrationsstörungen

Störungen der Aufmerksamkeit gehören zu den häufigsten Folgen eines Schädel-Hirn-Traumas. Sie können sich in verschiedener Weise äußern: Zum einen sind die Kinder und Jugendlichen nicht mehr wie zuvor in der Lage, ihre Aufmerksamkeit ganz auf eine Tätigkeit zu richten, ohne immer wieder durch Nebensächlichkeiten oder ihre Umgebung davon abgelenkt zu werden. Der Filter, der uns hilft, die Vielzahl der gleichzeitig auf uns einströmenden Reize als wichtig oder unwichtig für unsere augenblickliche Handlung zu ordnen und Unwesentliches auszublenden, funktioniert nicht mehr richtig, es kommt zu einer Reizüberflutung.

Im Alltag zeigt sich dieser Mangel an Konzentrationsfähigkeit z. B. darin, daß die Kinder bzw. Jugendlichen bei einem Gespräch oft den Faden verlieren, daß sie sich bei einem Spiel immer wieder ablenken lassen durch das, was um sie herum vor sich geht, oder daß sie im Unterricht ständig ihre Arbeit unterbrechen, weil irgendetwas, das sonst im Raum geschieht, ihre Aufmerksamkeit auf sich zieht. Indirekt kann auch die Behaltensleistung in Mitleidenschaft gezogen werden, wenn neue Inhalte durch die Aufmerksamkeitsstörung nicht genügend aufgenommen und gespeichert werden.

Zum anderen haben die Kinder und Jugendlichen Schwierigkeiten, wenn sie auf zwei oder mehr Dinge gleichzeitig achten und reagieren sollen, d. h. ihre Fähigkeit zur *geteilten Aufmerksamkeit* ist eingeschränkt. Im Alltag äußert sich dies z. B. darin, daß das Kind Mühe hat, sich auf mehrere Besucher gleichzeitig einzustellen, sich während eines Telefonats etwas zu notieren, im Verkehr auf die Ampelanzeige und auf das Verhalten der übrigen Verkehrsteilnehmer zu achten oder sich im Unterricht auf die Lehrkraft und die Mitschüler zu konzentrieren.

Schließlich kann sich die Aufmerksamkeitsstörung auch in einer *reduzierten Daueraufmerksamkeit* zeigen, d. h. die Zeitspanne, in der sich das Kind konzentrieren kann, ist mehr oder minder stark verkürzt. Ein Kind kann z. B. nach kurzer Spieldauer dem von ihm selbst gewünschten Spiel nicht mehr folgen, oder es kommt gut motiviert zur Therapie und macht nach kurzer Zeit so viele Fehler, daß die Übung beendet werden muß. In der

Schule fällt die Störung der Konzentrationsspanne z. B. durch eine Fehler-
häufung gegen Ende eines Diktates oder einer Rechenübung auf. Manche
Kinder sind auch nicht mehr am Fernsehen interessiert, weil ihre Aufmerksamkeit für eine Sendung nicht mehr ausreicht. (Weitere Gründe können
darin bestehen, daß das Geschehen auf dem Bildschirm zu schnell abläuft
[Verarbeitungstempo] oder zu vielschichtig ist und deshalb nicht verarbeitet
werden kann.)

Will man abschätzen, wie stark die Daueraufmerksamkeit gestört
ist, muß man sich auch vergegenwärtigen, wie groß die normale Konzentrationsspanne von Kindern und Jugendlichen beim schulischen Lernen in etwa ist:

Tab. 5   Konzentrationsspanne beim Lernen

Alter	Konzentrationsspanne in Minuten
5 – 7 Jahre	15
7 – 10 Jahre	20
12 – 15 Jahre	30

Zu beachten ist natürlich auch, daß alle Aufmerksamkeitsleistun-
gen nachhaltig von der raschen Ermüdbarkeit bei vielen hirnverletzten Kindern und Jugendlichen beeinträchtigt werden. Daß Ermüdbarkeit unsere
Aufmerksamkeit und die Geschwindigkeit unserer Informationsverarbeitung beeinflußt, kennt jeder aus eigener Erfahrung.

Auch wenn die Aufmerksamkeitsstörungen anfangs sehr massiv in
Erscheinung treten mögen, so ist zu erwarten, daß sich im Laufe der Zeit eine deutliche Verbesserung ergibt.

 Was hilft bei Aufmerksamkeits- und Konzentrationsstörungen?

– Sorgen Sie für eine möglichst ruhige Umgebung.
– Am Spiel- oder Arbeitsplatz sollten nur Dinge liegen, die im Augenblick gebraucht werden.
– Wählen Sie kurze, überschaubare Spiele oder entsprechende Texte,
   wenn Sie Ihrem Kind vorlesen.

- Steigern Sie behutsam die Anforderungen (Prinzip der kleinen Schritte).
- Sorgen Sie für eine ruhige Gesprächsatmosphäre. Sicher läßt es sich nicht immer vermeiden, daß mehrere Besucher gleichzeitig kommen, z. B. Schulkameraden. Begrenzen Sie die Dauer der Besuche und erklären Sie den Besuchern, daß es hilfreich ist, wenn immer nur einer spricht.
- Spiele und andere Aktivitäten sollten abwechslungsreich und für das Kind interessant sein.
- Achten Sie auf genügend Pausen und auf einen klar gegliederten Tagesablauf.
- Erfolgserlebnisse helfen mehr als noch so wohlmeinende Appelle, sich zusammenzunehmen.

Vor einer Wiedereinschulung muß gesichert sein, daß ein hinreichendes Maß an Aufmerksamkeitsleistung vorhanden ist. Hier können Ihre eigenen Erfahrungen, die Beobachtungen auf Station und in den Therapien, das Leistungsverhalten in der Klinikschule und psychologische Tests zur Klärung beitragen.

Merk- und Gedächtnisstörungen

Nach den Aufmerksamkeitsstörungen sind Lern- und Gedächtnisstörungen das zweithäufigste Problem nach einer Hirnschädigung.

Kurz- und Langzeitgedächtnis

Was geschieht, wenn wir uns etwas merken wollen? Zuerst müssen wir unsere Aufmerksamkeit auf den Gegenstand unseres Interesses richten, z. B. ein neues fremdes Wort – sei es geschrieben oder gesprochen. Mit unseren Sinnen, den Augen oder den Ohren, nehmen wir das Wort auf. Es gelangt zunächst in unseren **Kurzzeitspeicher**. Wenn wir es längerfristig behalten wollen, müssen wir uns das Wort ganz *bewußt* einprägen: Vielleicht bauen wir uns Eselsbrücken oder wir wiederholen das Wort oder wir denken über seine Bedeutung nach, usw. So *lernen* wir das Wort, und es gelangt in unseren **Langzeitspeicher**. Wenn wir uns später an das Gelernte erinnern wollen, müssen wir in unserer »inneren Kopfbibliothek« suchen, wo wir das Wort abgelegt haben, um es wiederzufinden und *abrufen* zu können:

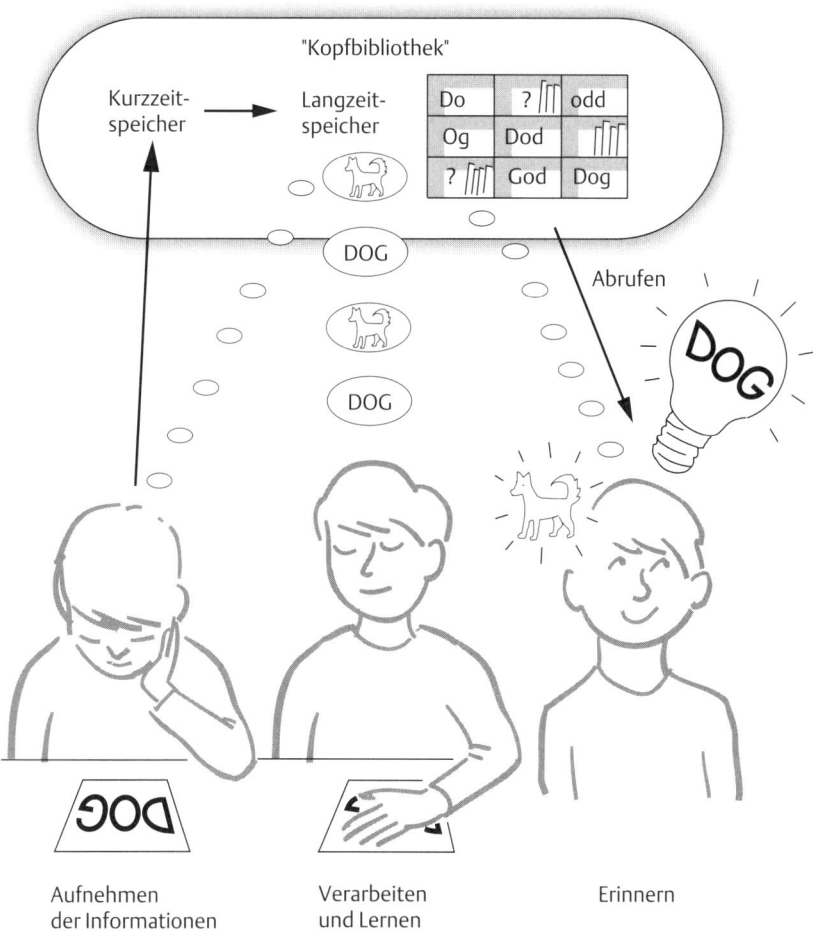

Abb. 23   Lernen und Gedächtnis: Wie man sich z. B. ein englisches Wort einprägt

An jeder Stelle dieses Prozesses kann ein Problem, eine Störung, auftauchen, die dazu führt, daß am Ende das Lernmaterial nicht mehr wiedergegeben werden kann. Dazu muß man noch folgendes wissen:

Unser **Kurzzeitgedächtnis** kann bis zu acht Informationseinheiten, sogenannte »bits«, aufnehmen. Das sind Informationen, die man sich nach einmaligem Hören oder Sehen so merken kann, daß man sie sofort wiederholen kann, wie z. B. Telefonnummern mit sechs bis acht Zahlen. Dieses

Fassungsvermögen des Kurzzeitgedächtnisses nennt man eine »*Gedächtnisspanne*«. Sie beträgt im Durchschnitt sieben plus/minus zwei »bits«. Da Informationen durch verschiedene Sinne aufgenommen werden, gibt es höchst wahrscheinlich auch verschiedene Kurzzeitgedächtnisse – je nach Sinnesmodalität, z. B. für Gesehenes, Gehörtes, Gefühltes oder Geruch und Geschmack. Im Kurzzeitspeicher werden Informationen nur wenige Minuten (bis ca. 3 Minuten) aufbewahrt.

Das **Langzeitgedächtnis**, das vielfältige Informationen längerfristig, d. h. von mehreren Minuten bis hin zu vielen Jahren speichern kann, hat verschiedene Komponenten:

Es behält Dinge, die wir *bewußt* lernen oder aufnehmen und die man *leicht mit Worten wiedergeben* kann, wie z. B. Fakten, Wissen, Erlebnis-

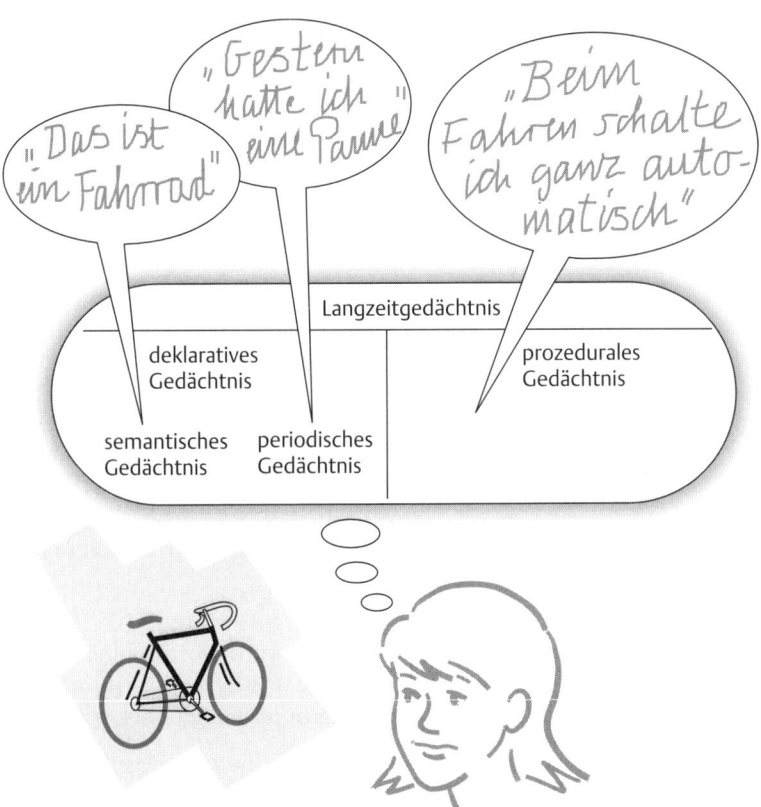

Abb. 24   Das Langzeitgedächtnis

se. Man nennt diesen Aspekt unserer Merkfähigkeit das **deklarative Ge-dächtnis** (das »Was«-Wissen). Das deklarative Gedächtnis wird noch einmal unterteilt in ein *episodisches* und ein *semantisches Gedächtnis.*

Das *episodische* Gedächtnis ist die Erinnerung an Ereignisse, die die Person selbst betreffen, wie z. B. »Was habe ich gestern getan?« oder »Wo habe ich letztes Jahr meinen Urlaub verbracht?«

Das *semantische* Gedächtnis ist dagegen eine Art inneres Lexikon, in dem wir unser allgemeines Wissen über die Welt, die Wörter und die Symbole gesammelt und gespeichert haben.

In einem anderen Bereich unseres Gedächtnisses wird jedoch auch gespeichert, *wie* wir etwas tun, wie wir uns z. B. anziehen, wie wir Schuhe binden, schreiben, Fahrrad oder Auto fahren. Wir vollziehen diese Verrichtungen *automatisch* und können *schwer beschreiben, wie* wir was im einzelnen tun. Man spricht auch vom **prozeduralen Gedächtnis** (das »Wie«-Wissen). Es ist selten beeinträchtigt.

——   *Das Gedächtnis nach einer Hirnschädigung*

Störungen des *Kurzzeitgedächtnisses,* d. h. der Fähigkeit, sich Inhalte für den Moment zu merken, sind eher selten und wenn sie auftreten, sind sie meist als ein vorübergehendes Symptom des Durchgangssyndroms zu werten. Häufiger sind Störungen des *Langzeitgedächtnisses.* Hierbei sind wiederum verschiedene Formen möglich, die auch miteinander kombiniert auftreten können: Alle Kinder und Jugendliche, die eine Bewußtlosigkeit erlitten haben, können sich nicht an den Unfall und eine bestimmte Zeit *danach* erinnern. Dies ist normal und vielleicht auch als ein natürlicher Schutz für die Seele zu interpretieren. Man nennt diese Form des »Nicht-Erinnerns« (griechisch: Amnesie) für Ereignisse *nach* dem Unfall **anterograde Amnesie** (zeitlich vorwärtsgerichtete Amnesie).

Anfänglich zeigen Kinder und Jugendliche auch deutliche Erinnerungslücken für Ereignisse und Daten, die sie *vor* dem Unfall gelernt und gespeichert hatten. Diese Gedächtnisstörung für Inhalte aus der Zeit *vor* dem Unfall nennt man die rückwärtsgerichtete, d. h. **retrograde Amnesie.** In der Alltagssprache spricht man auch von einer Störung des Altgedächtnisses. Anfänglich kann diese Erinnerungslücke größere Zeiträume vor dem Unfallereignis umfassen. Schulkinder können dann z. B. nicht mehr sicher sagen, in welcher Klasse sie sind. Oder sie verfügen nicht mehr über den Schulstoff, der in den letzten Monaten erarbeitet worden ist.

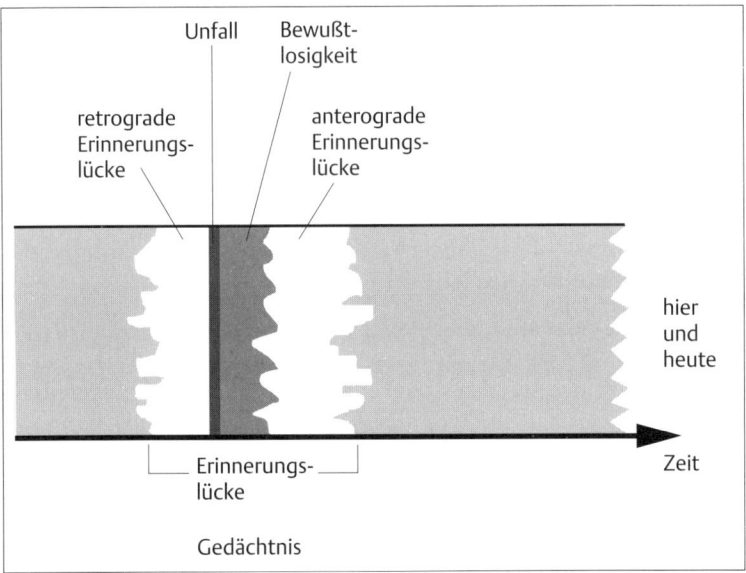

Abb. 25   Die anterograde und retrograde Erinnerungslücke

In der Regel kann man davon ausgehen, daß die Erinnerung an den Schulstoff und die Ereignisse *vor* dem Unfall mit zunehmender Erholung mehr oder minder sicher wiederkehrt, vor allem dann, wenn z. B. durch den Klinikunterricht oder während der ersten Wochenendbeurlaubungen zu Hause entsprechende Wiederholungen stattfinden.

Problematischer und häufiger sind jedoch Merkfähigkeitsstörungen für neu zu Lernendes.

Die schwerste Form der Merkfähigkeitsstörung ist **das amnestische Syndrom**. Es zeigt sich in folgenden Symptomen:

– Das Kurzzeitgedächtnis ist meistens in Ordnung.
– Die Merkfähigkeit für neue Informationen ist dagegen schwer beeinträchtigt.
– Auch das Altwissen kann betroffen sein. Dabei ist das episodische Gedächtnis meist stärker betroffen als das semantische Gedächtnis.
– Je näher persönliche Erlebnisse vor dem Unfalldatum stehen, desto weniger können sich die Patienten daran erinnern (retrograde Amnesie).

Karin hatte 10 Tage vor ihrem Unfall ihren 18. Geburtstag »groß« ge-feiert. Die Erinnerung an diesen Tag fehlte völlig. Sie selbst hatte das Gefühl, noch 17 Jahre zu sein.

– Im Gegensatz zum episodischen Gedächtnis bleibt das prozedurale Gedächtnis meist gut erhalten. Allerdings wissen die Patienten nicht, wann sie wie die neuen Fähigkeiten gelernt haben:

Hans, 20 Jahre, war nach seinem Unfall zunächst auf den Rollstuhl angewiesen. Täglich aufs Neue war er überrascht, in einem Roll-stuhl zu sitzen und nicht laufen zu können. Täglich mußte man ihm seinen Unfall und die Folgen erklären. Jedes Mal war er erschüttert. Nach ca. einem Vierteljahr (und einer entsprechenden Übergangs-zeit) fragte er nicht mehr, blieb im Rollstuhl sitzen und hatte offen-sichtlich das »Sitzen-Müssen« gespeichert. Einen Monat später war er durch die tägliche Krankengymnastik so weit, daß er wieder an Krücken laufen konnte. Hans »wußte« jedoch nicht, daß er dies ge-lernt hatte, und so mußte er wiederum ein Vierteljahr täglich daran erinnert werden, daß er laufen konnte. Diesmal jedoch machte uns diese tägliche »Übung« Spaß, denn Hans war jeden Tag aufs neue überrascht und über »die neue Möglichkeit« begeistert.

Oft sind andere kognitive Fähigkeiten nicht oder weniger betroffen:

Bei Paul kam es nach dem Schädel-Hirn-Trauma zu einer armbe-tonten Halbseitenlähmung links und zu einer schweren Gedächtnis-störung. Kurz vor seinem Unfall hatte der Junge einen guten Haupt-schulabschluß erreicht. Paul erwies sich in allen Therapiebereichen und in der Klinikschule als gut motiviert und anstrengungsbereit und konnte auf sein bisher erworbenes Wissen recht sicher zurück-greifen. Allerdings war es für ihn fast unmöglich, sich neue Inhalte zu merken. Nur wenige Dinge, die ihn gefühlsmäßig ansprachen, wie z.B. die Frage, wie seine Lieblingsmannschaft im Fußball abge-schnitten hatte, konnte er behalten. Trotz intakter Intelligenz war es deshalb für ihn nicht möglich, an eine reguläre Ausbildung zu den-ken. Paul wurde daher nach Abschluß der Rehabilitationsbehand-lung in eine Werkstatt für Behinderte aufgenommen. Wiederholte Überlegungen, doch noch eine andere Lösung für seine berufliche In-tegration zu finden, die von der Werkstatt sehr gefördert wurden, scheiterten immer wieder an der bleibenden stark ausgeprägten Merkschwäche.

—— *Die Orientierungsstörung*

Fast jeder Patient durchläuft nach dem Erwachen aus der Bewußtlosigkeit eine mehr oder weniger lange Phase der Orientierungslosigkeit.
Das Kind fragt sich:

- »Wer bin ich?« (persönliche Orientierung)
- »Wieso bin ich hier, was ist los?« (situative Orientierung)
- »Wo bin ich eigentlich?« (räumlich-geographische Orientierung)
- »Wie alt bin ich, welche Jahreszeit, welches Datum haben wir heu-
  te?« (zeitlich-kalendarische Orientierung)

Meistens ist diese Orientierungsstörung eine vorübergehende Phase des Durchgangssyndroms. Bei einem ausgeprägten amnestischen Syndrom können Symptome der Orientierungsstörung jedoch weiter bestehen.
Versucht man sich in die Lage der Patienten hineinzuversetzen, so wird auch
das seelische Ausmaß dieser Störung deutlich: Unser Gedächtnis liefert uns
wichtige Eckdaten, an denen wir uns und unseren Lebensplan orientieren.
Ohne verläßliches Gedächtnis zu sein, bedeutet wie in einer Wüste umher-
zulaufen – ohne Orientierung, ohne Marken, ohne Zeit, ohne Bezug, ohne Sicherheit, ohne Zukunft, ohne Vergangenheit ... Es fehlt also das verläßliche
innere Koordinatensystem.

 Was hilft speziell bei Orientierungsstörungen?

1. Persönliche und situative Reorientierung

- »Wie heiße ich? Wann bin ich geboren?«
- »Wo bin ich hier?«
- »Warum bin ich hier?«

Stellen Sie Ihrem Kind diese drei Fragen – wenn nötig – mehrmals
am Tag und lassen Sie sie beantworten. Notfalls können Sie einen Zettel mit
leuchtender Farbe neben dem Bett befestigen: »Ich heiße ..., bin geboren
am ..., hatte einen Unfall und liege im Krankenhaus.«

2. Zeitliche Reorientierung

- Stellen Sie dem Kind eine Uhr mit Datum zur Verfügung.
- Lassen Sie das Kind jeden Tag zu *einem bestimmten* Zeitpunkt ein
  Kalenderblatt abreißen oder abstreichen.
- Lassen Sie Ihr Kind Tagebuch führen, zuerst mit Ihrer Hilfe, später
  alleine.

– Für den Aufbau des biographischen Gedächtnisses: Schauen Sie miteinander Photoalben an, lesen Sie gemeinsam Briefe, sehen Sie Urlaubsfilme an und sprechen Sie über Ereignisse: »Weißt du noch? … Was fällt dir dazu ein? … Kennst du den? … usw.«

3. Erweiterung des Bewegungsspielraums auf Station

– Das Bett und den Nachttisch kennenlernen
– Das Zimmer kennenlernen
– Die Toilette kennenlernen
– Das Spiel- und Eßzimmer kennenlernen
– Die Station kennenlernen

4. Erweiterung des Bewegungsspielraums

– Lassen Sie Ihr Kind einen häufigen Weg außerhalb der Station alleine gehen (Hilfe allmählich ausblenden).
– Bitten Sie Ihr Kind, einen neuen Weg zurückfinden (mit Ihrer Hilfe im Hintergrund).
– Suchen Sie zu Hause altbekannte Orte auf.

Eine stabile Orientierungsleistung ist Voraussetzung für den Beginn eines Gedächtnistrainings. Gerade hier gilt: Viel Struktur, Gleichmaß und Ordnung anbieten.

 Was hilft bei Merkfähigkeits- und Gedächtnisstörungen?

Auf dem Bücher- und dem Software-Markt findet man inzwischen eine Fülle von Literatur bzw. Material zur Verbesserung der Gedächtnisleistung. Gesunde Personen können durchaus von einigen der dort vorgestellten Übungen und Techniken profitieren. Auf Gedächtnisstörungen hirngeschädigter Kinder und Jugendlicher sind sie jedoch nicht ohne weiteres anwendbar. Zur Förderung des Gedächtnisses »unserer« Gruppe gelten zunächst einmal folgende **allgemeine Prinzipien:**

– Sorgen Sie für einen *störungsfreien (Lern-)Hintergrund.*
– Setzen Sie beim *aktuellen Leistungsstand* des Kindes an.
– Geben Sie nur so viel Informationen, wie für *einen* Lernschritt nötig ist.
– Formulieren Sie Anweisungen und Erklärungen *klar, kurz und einfach.*
– Sind mehrere Informationen notwendig, sorgen Sie für *Überblick und Ordnung* (z. B. durch Oberbegriffe).
– Prüfen Sie, ob die Informationen auch *wirklich verstanden* wurden.

– Erwarten Sie als Gedächtnisleistung zunächst nur Dinge, die dem Kind *wichtig sind oder Bedeutung haben,* weil sie zum Alltag gehören.
– *Verknüpfen* Sie, wenn es geht, das *neue* mit dem *alten* Wissen.
– Lieber *kurz und oft üben* als lange am Stück.
– *Vernetzen* Sie jeden Lernstoff *mit* möglichst *allen Sinnen.*

Neben diesen allgemeinen Prinzipien können verschiedene **Arten der Hilfestellung** unterschieden werden:

Wiederholtes Üben, Spiele und Computertraining

Ähnlich wie in der Krankengymnastik wird davon ausgegangen, daß Gedächtnisleistung wie ein Muskel zu trainieren ist. Leider trifft dies so nicht zu. Auch wenn sich Trainingseffekte bei den Übungen zeigen, so sind diese selten auf andere Bereiche übertragbar. Hinzu kommt, daß das Übungsmaterial meistens recht »trocken« ist und die Kinder und Jugendlichen rasch die Lust am Lernen verlieren. Die Motivation und das Interesse am Material ist jedoch gerade bei Kindern ein ganz wesentlicher Faktor, sich etwas zu merken. Wählen sie daher nur Spiele oder Materialien aus, die dem Kind *Spaß machen*, z. B. Memory: Hier kann man mit vier Karten beginnen und sich langsam steigern. Andere Möglichkeiten sind Quartettspiele und andere Kartenspiele, Kofferpacken, Kreuzworträtsel. Lieder und Reime eignen sich besonders gut, sich auf spielerische Art Texte einzuprägen. Für Computer gibt es eine Reihe von Gedächtnistrainingsmaterial. Wir bevorzugen inzwischen ganz normale Phantasiespiele wie z. B. »Indiana Jones«. Sie machen den Kindern Spaß und stellen ebenfalls Anforderungen an die Behaltensleistung. Gesellschafts- und Computerspiele sind dann eine sinnvolle Hilfe, wenn ein Erwachsener anwesend ist, der das Kind ermutigt und bestätigt, wenn es neue Strategien entdeckt, wie es sich bei Merkproblemen helfen kann.

Interne Gedächtnishilfen/Strategien

Claus fällt beim besten Willen der Name seines Klinikschulleiters, Herrn Decker, nicht ein. Herr Decker hilft ihm mit folgender »Eselsbrücke«: Ich heiße Decker wie Dachdecker. Wenn Du mich siehst, werde ich mit den Händen ein Dach formen.«

Bei diesem Beispiel wird ein Name mit einem *Bild* »Dach« verknüpft. Andere interne Gedächtnistechniken arbeiten nur mit *Sprache:*

Die Psychologin versuchte bei demselben Patienten ihren Namen dadurch einzuprägen, daß sie den Patient fragte, was seine Lieblingsspeise sei und dann – auf schwäbisch reimte:»Am liebsten esse ich Banane, mai Psychotante heißt Krischtiane.«

Bei Problemen, gespeicherte Informationen abzurufen, empfiehlt es sich, das Alphabet nach dem gesuchten Namen durchzugehen. Beim Lesen eines Textes empfiehlt sich die Erarbeitung in mehreren Schritten, um zu erreichen, daß sich der Inhalt besser einprägt:

Die Lesetechnik der 5 Schritte:

1. Text grob überfliegen
2. Sich selbst Fragen zum Inhalt stellen
3. Text gründlich durchlesen
4. Wichtiges zusammenfassen
5. Selbstüberprüfung: Kann ich meine Fragen an den Text beantworten?

Neben diesen bekannten »Mnemotechniken« – so werden diese Behaltenstricks genannt – gibt es eine Reihe komplizierter Verfahren, die zunächst gelernt und geübt werden müssen, bevor sie anwendbar sind. Sie scheiden für unsere Bedürfnisse fast ganz aus. Für die Praxis raten wir, zunächst einmal zu beobachten und zu experimentieren, welche Strategien ein Kind selbst benutzt oder bevorzugt. So war bei Claus deutlich, daß er zwar den Namen über den »Bananenreim« nach vielen Wiederholungen behielt. Ganz offensichtlich waren aber bildhafte Eselsbrücken, die zusätzlich durch Bewegungen verankert werden konnten (Dach mit Händen bilden) für ihn am effektivsten. Sie hatten den größten Behaltenseffekt.

Externe Gedächtnishilfen und Ersatzstrategien

Die Bedeutung externer Hilfen nimmt mit ansteigendem Schweregrad einer Merkfähigkeitsstörung zu. Externe Hilfen sind z. B. Terminkalender, Einkaufszettel, das Führen eines Tagebuchs, eine Pinwand, auf der wichtige Hinweise stehen, ein Stundenplan, usw. Inzwischen gibt es auch elektronische »Taschen- und Terminkalender«. Notfalls müssen auch Wege, Türen oder Schubladen beschriftet oder markiert werden, um dem Kranken eine bessere Orientierung in seinem Umfeld zu ermöglichen.

Die sinnvolle Anwendung externer Hilfen setzt voraus, daß der Tagesablauf des Kindes bekannt ist und externe und interne Hilfen auf ihn abgestimmt werden. Hat das Kind eine gewisse Routine erworben, können die Hilfestellungen langsam abgebaut werden.

—— *Folgeprobleme bei einer Merk- und Gedächtnisstörung*

Claus, 15 Jahre, war vor seinem Unfall ein sehr guter Realschüler gewesen. Nach seinem Schädel-Hirn-Trauma konnte er im wesentlichen auf gute alte Grundlagen zurückgreifen, zeigte auch gute logische Denkfähigkeiten, litt aber unter einem schweren amnestischen Syndrom. Seine Mutter half ihm, so gut es ging, sein fehlendes Gedächtnis zu ersetzen. Sie schrieb mit und für ihn Tagebuch. Sie gab ihm Orientierungshilfen, begleitete ihn bei neuen Ereignissen. So lange die Mutter greifbar war, fühlte sich Claus in Ordnung und sicher. Sobald er jedoch neuen Erfahrungen ohne Unterstützung der Mutter ausgeliefert war, geriet er fast in Panik, war völlig verunsichert, so daß es zunächst nicht möglich war, ihn außerhalb seines Zuhauses zu fördern. Claus war abhängig von der Hilfe seiner Mutter geworden.

Natürlich ist ein Kind und ein Jugendlicher mit einem amnestischen Syndrom abhängig von der Hilfe seiner Umwelt. Für ganz wichtig halten wir aber, daß Kinder und Jugendliche auch *lernen, sich aktiv Hilfe zu holen,* um nicht von einer eingespielten Umwelt ganz abhängig zu werden.

Andere Probleme, die sich aus Merkfähigkeitsstörungen entwickeln können, sind das gestörte Selbstwertgefühl und die negativen Selbstkommentare der Kinder, mit denen sie ihre Leistungsfähigkeit zusätzlich zur eigentlichen Gedächtnisstörung herabsetzen:

Nadine erlebte sich nach dem Unfall erheblich verlangsamt und vergaß außerdem noch vieles. Jedes Mal, wenn sie etwas vergaß, reagierte sie darauf mit einer ganzen Kanonade an vernichtenden Selbstvorwürfen:»Ich bin so blöd, ich kann gar nichts, ich bin nichts wert.« Ihre Stimmung wurde immer schlechter. Erfolge ließ sie gar nicht mehr zu:»Das ist doch nichts!« oder übersah sie einfach. Sie glaubte nicht mehr an sich, gab schnell auf, und natürlich hatte sie aufgrund dieser Haltung weniger Erfolge, als wenn sie »gut drauf« war. Zuerst mußte Nadine die wichtige Unterscheidung lernen:»Du bist nicht blöd, du hast Probleme, etwas zu behalten.« Zweitens war es wichtig, mit Nadine zu üben, sich beim Lernen positiv zu kommentieren:»Das habe ich gut gemacht.« Oder:»Okay, den Termin habe ich vergessen, beim nächsten Mal schreibe ich mir die Verabredung auf.«

Ein drittes Problem kann sich daraus ergeben, daß die Kinder ihre Schwäche verbergen möchten und sie überspielen:

Paul lebte durch sein schweres amnestisches Syndrom in einem Orientierungsvakuum und hatte sich angewöhnt, die Erinnerungslücken durch Phantasie rasch zu füllen und durch geschickte Konversation zu überspielen. Nichteingeweihte hielten ihn kurze Zeit für einen gesunden, normal entwickelten, netten Jungen. Erst mit der Zeit ergaben sich Ungereimtheiten.

Gelegentliches Überspielen der Schwäche vor Fremden erscheint uns als ein natürliches Schutzbedürfnis. Greift das Kind jedoch in der Familie auf dieses Mittel immer häufiger zurück, sollte man *das Kind ermutigen, Fragen nach den verlorenen Gedächtnisinhalten zu stellen* und das Kind dafür zu loben.

Besondere medizinische Probleme

Posttraumatische Epilepsie – Epileptische Anfälle nach Schädel-Hirn-Trauma

Nach schwerem Schädel-Hirn-Trauma treten bei etwa 10% der Patienten epileptische Anfälle auf. Es gibt Anfälle, die sich *sofort* oder in den *ersten Stunden* nach dem Unfall ereignen: Sie stellen eine *Akut-Reaktion* des Gehirns auf das Trauma dar (sogenannte Sofort-Anfälle) und sind meist *keine* Vorläufer einer posttraumatischen Epilepsie (PTE).

Die eigentlichen posttraumatischen Anfälle treten erst Wochen, Monate oder Jahre nach dem Unfall auf. Aus bisher nicht vollständig geklärten Gründen kommt es in manchen verletzten Hirngebieten zu Funktionsveränderungen von Nervenzellverbänden, die zu unkontrollierten Entladungen neigen – sie werden epileptisch.

Als Betrachter sehen wir dann Anfälle, deren Erscheinungsbild, Ablauf und Beeinträchtigung des Bewußtseins Rückschlüsse auf die verletzten Hirnstrukturen zulassen. Die posttraumatische Epilepsie zeigt sich in **verschiedenen Anfallsbildern**, z. B.:

– Zuckungen einer Gesichtshälfte und des dazugehörigen Armes bei erhaltenem Bewußtsein;
– Sturz, Zuckungen an beiden Armen und Beinen mit tiefer Bewußtlosigkeit (großer Anfall = Grand-mal-Anfall);
– Abwesenheitszustände mit Nesteln, Kauen oder starrem Blick bei unterschiedlich starker Bewußtseinstrübung.

Wichtig ist es, vom Patienten zu erfragen, ob er irgendwelche Vorgefühle kennt oder spürt, daß ein Anfall in den nächsten Sekunden oder Minuten auftreten wird. In diesem Fall kann er noch rechtzeitig Bescheid sagen, sich hinsetzen oder hinlegen oder sich aus einem möglichen Gefahrenfeld wegbewegen. Häufigstes Vorgefühl (Aura) ist ein komisches Gefühl in der Magengegend und hinter dem Brustbein.

Um nähere Aufschlüsse über das epileptische Geschehen im Gehirn zu erhalten, wird zur Diagnostik ein Hirnstrombild abgeleitet, das EEG, welches häufig »Krampfwellen« zeigt, die eine bestehende Anfallsbereitschaft signalisieren, ohne daß dabei ein Anfall beobachtet wird. Es gehört zu jeder Routineuntersuchung nach schwerem Schädel-Hirn-Trauma, im Abstand von einigen Monaten das EEG zu kontrollieren, um frühzeitig die Entwicklung von »Krampfwellen« zu erkennen, da sich daraus unter Umständen therapeutische Konsequenzen ergeben.

Beim Auftreten von Anfällen wird nochmals das Computertomogramm oder das NMR wiederholt, um andere Störungen auszuschließen, zum Beispiel einen erhöhten Hirndruck. Wie an anderen Teilen des Körpers, so führen auch Verletzungen des Hirngewebes zu Narbenbildungen. Auch Eisenablagerungen als Reste des Blutfarbstoffes (Blutungsherde, Hämatome) können sich krampfauslösend in verschiedenen Hirnregionen auswirken und zu der schon erwähnten epileptischen Reaktion von Nervenzellverbänden führen. Mit den beschriebenen bildgebenden Verfahren lassen sich solche Narbenbereiche nachweisen.

Eine posttraumatische Epilepsie muß medikamentös behandelt werden! Dafür kommen nur wenige Medikamente in Frage. Die Dosierung erfolgt einschleichend, um den Körper an das neue Medikament zu gewöhnen. Der Blutspiegel wird während der Einnahme des Medikaments durch regelmäßige Blutuntersuchungen genau überprüft, damit die Dosis den therapeutischen Bedürfnissen angepaßt werden kann, nicht zuletzt auch, um Nebenwirkungen gering zu halten. Als gelegentliche Nebenwirkungen beobachten wir gerade zu Anfang der Therapie unter anderem Müdigkeit, Reizbarkeit, Verlangsamung, Magenbeschwerden, Zittern, Gleichgewichtsstörungen oder Doppelbilder. Meist nehmen diese Beschwerden im Laufe von Wochen wieder ab.

Wenn trotz Medikamentengabe weiterhin Anfälle auftreten, ist vielleicht die Dosierung nicht hoch genug. Werden auch noch bei hoher Dosierung Anfälle beobachtet, dann schlägt das Mittel offenbar nicht an, so daß ein anderes Medikament eingesetzt werden muß. Der Austausch zwischen beiden Medikamenten erfolgt immer schrittweise. Häufige EEG-Kontrollen sind dann notwendig.

Ziel der Behandlung ist das Erreichen von *Anfallsfreiheit*. Eine antiepileptische Medikation muß über *viele Jahre zuverlässig* eingenommen werden. Gerade bei Jugendlichen ist auf die korrekte Medikamenteneinnahme besonders am Wochenende zu achten. Bewährt hat sich für uns eine Wochendosette, in welche die Medikamente übersichtlich für sieben Tage und die jeweiligen Einnahmezeiten eingefüllt werden können.

Zur akuten Anfallsunterbrechung hat sich bei uns die Gabe von *Diazepam* als *Rectiolen* bewährt (Diazepam Desitin rectal tube). Diese entsprechen Zäpfchen von 5 oder 10 mg und können nach vorheriger *Absprache mit dem Arzt* auch von Angehörigen im Anfall rektal verabreicht werden. Bei häufigen Anfällen empfiehlt es sich, Diazepam als Rectiolen zur Sicherheit im Hause zu haben.

Bei manchen Kindern und Jugendlichen, vor allem denjenigen, die in den ersten Wochen nach dem Unfall epileptische Anfälle zeigen, erfolgt schon in der Akutphase eine antiepileptische Behandlung. Auch eine prophylaktische Antiepileptika-Gabe ist möglich. Sie wird durchgeführt, *bevor* Anfälle aufgetreten sind. Wir wissen, daß bei bestimmten Verletzungsarten, z.B. beim offenen Schädel-Hirn-Trauma oder der Impressionsfraktur ein stark erhöhtes Anfallsrisiko besteht. In diesem Fall wird die Medikation für zwei Jahre gegeben und dann langsam ausgeschlichen, sofern sich keine Anfälle ereignet haben und im EEG keine Krampfaktivität besteht.

Sehr lange dauernde Grand-mal-Anfälle (länger als 20 Minuten) mit anhaltendem Krampfen können zu zusätzlichen Hirnschäden bzw. Nervenzellschäden führen. Kurze Anfälle bewirken dies nicht. Langfristig bedeuten epileptische Anfälle in Schule, Ausbildung, Beruf, Familie und bei den Freizeitaktivitäten bittere Einschränkungen und damit eine Verschlechterung der Lebensqualität.

 Was können Sie für Ihr Kind mit posttraumatischen Anfällen tun?

- Vorsicht und Aufsicht im Wasser, Bad, Badewanne, Schwimmbad.
- Lassen Sie das Kind nicht mit kochendem Wasser hantieren.
- Bei wiederkehrendem Sturz im Anfall auf den Kopf sollte ein Helm getragen werden.
- Achten Sie auf regelmäßige Medikamenteneinnahme, am besten mit Hilfe der Wochendosette.
- Ausreichender Schlaf ist wichtig, wobei es sich empfiehlt, einen geregelten Schlaf-Wachrhythmus einzuhalten.

– In den ersten zwei Jahren nach dem Unfall sollte starke Sonneneinstrahlung auf den ungeschützten Kopf vermieden werden. Ihr Kind sollte deshalb eine Mütze oder einen Hut tragen!
– Jugendliche dürfen keinen Alkohol trinken. Alkohol kann Anfälle provozieren.
– Nach dem Auftreten einer posttraumatischen Epilepsie muß eingehend mit dem behandelnden Arzt besprochen werden, ob Autofahren erlaubt ist. In der Regel ist selbständiges Fahren frühestens zwei Jahre nach dem letzten Anfall möglich.
– Nach Möglichkeit sollen die Patienten an all den Aktivitäten, die sie durchführen können, auch teilnehmen, selbstverständlich auch an den in Frage kommenden Sportarten. Beim Schwimmen muß jeder Patient einzeln beaufsichtigt werden (welche Sportarten möglich sind, haben wir in einem Faltblatt »Sport bei Anfallskrankheiten« zusammengestellt, siehe S. 189).
– Langzeitbetreuung durch einen epileptologisch ausgerichteten Arzt.

Die Prognose der PTE hängt von vielen Faktoren ab. Läßt sich innerhalb von Wochen und Monaten Anfallsfreiheit erreichen, gilt dies als günstige Prognose. Treten jedoch zahlreiche Anfälle auf und entwickeln sich nebeneinander verschiedene Anfallstypen, die nicht auf die verordneten Medikamente ansprechen, so ist auch auf lange Sicht nicht mit vollständiger Anfallsfreiheit zu rechnen.

Die Langzeitbehandlung der PTE ist möglich durch niedergelassene Ärzte, Kinderärzte, Kinderneurologen oder Neurologen, sofern sie sich besonders mit der Behandlung von Epilepsien befassen. Als weitere Behandlungsmöglichkeit sind Anfallsambulanzen in Akut- und Rehabilitationskliniken zu nennen. Auf eine immer wieder zu beobachtende Besonderheit im Kindes- und Jugendalter soll noch angewiesen werden: Bei einigen Kindern zeigt das EEG Krampfwellentypen, die auf eine gewisse erbliche Veranlagung für bestimmte epileptische Anfälle hindeuten. Treten nun die dazu passenden Anfallstypen auf, muß sorgfältig die Frage geprüft werden, inwiefern der Unfall zur Manifestation dieser Anfälle, d. h. zum Ausbruch der Epilepsie geführt hat. Es handelt sich dann nicht um eine PTE im engeren Sinne. Diese Wellenformen sind auch häufig bei Geschwisterkindern ohne Unfälle nachweisbar.

Luftröhrenschnitt

Bei manchen Kindern muß z. B. bei *Langzeitbeatmung* auf der Intensivstation ein Luftröhrenschnitt (Tracheostoma) vorgenommen werden und eine Trachealkanüle aus Metall oder Kunststoff eingelegt werden. Wir unterscheiden zwischen einfachen Kanülen und *Sprechkanülen*; bei der Sprechkanüle kann der Luftstrom aus den Bronchien über eine Öffnung in den Kehlkopf und den Nasen-Rachen-Mundraum gelangen, so daß Sprechen möglich ist. Bei der einfachen Kanüle wird die Luft direkt aus der Luftröhre nach außen geleitet – es fehlt Luft zum Sprechen.

In wenigen Fällen gelingt es nicht, das Kind wieder von der Trachealkanüle zu entwöhnen: Es bestehen dann immer zusätzliche Störungen im Bereich der kleinen Muskeln im Rachen, im Schlund und im Kehlkopfbereich; z. B. kann das Kind nicht essen bzw. trinken und dabei weiter atmen, es verschluckt sich ständig. Es besteht die Gefahr einer Lungenentzündung, weil Speisen in die Luftröhre und die Lunge gelangen (Aspiration).

Das Tracheostoma muß sorgfältig gepflegt werden, die Trachealkanüle muß nach einigen Tagen bzw. Wochen gewechselt werden. Die Zusammenarbeit mit einer Hals-Nasen-Ohren-Klinik ist erforderlich. Wenn Atmen und Schlucken wieder einwandfrei funktionieren, kann die Kanüle entfernt und das Tracheostoma verschlossen werden.

Behandlung des erhöhten Hirndrucks

Bei chronischem Hirndruck erfolgt eine künstliche Ableitung des Hirnwassers über ein *Ventilsystem:* Im Bereich des rechten hinteren Schläfenbereichs wird ein kleines Ventil unter die Kopfhaut implantiert; ein Schlauch reicht durch den Knochen bis in die Hirnkammer, der andere Schlauch des Ventilsystems wird unter der Haut entlang bis in den Bauchraum oder in die Vorkammer des Herzens geführt, wo das Nervenwasser (Liquor) »versickern« kann. Bei *Funktionsversagen* des Ventils kommt es zu Kopfschmerzen und Erbrechen, einem akuten Krankheitsbild, welches sofortige Vorstellung in einer neurochirurgischen Klinik erforderlich macht.

Hörschädigung

Bei jedem Kind mit einem Schädel-Hirn-Trauma wird im Verlauf der stationären Behandlung eine Hörprüfung durchgeführt. Oft findet sich nach einer Schädelbasisfraktur eine Hörstörung. Verletzungen im äußeren Gehörgang, am Trommelfell und an den hinter dem Trommelfell gelegenen Hörknöchelchen, am Hörorgan und am Hörnerven können auftreten. In seltenen Fällen ist das Hörorgan selbst intakt, aber das Hörzentrum im Gehirn gestört. Auch die räumliche Wahrnehmung von Lauten und Geräuschen kann gestört sein. Einige wenige Kinder mußten wir mit einem Hörgerät versorgen. Eine enge Zusammenarbeit mit dem Hals-Nasen-Ohrenarzt ist erforderlich.

Schädelknochendefekte

Bei Verletzung der Schädelknochen müssen manchmal größere Knochentrümmer entfernt werden. Es bleibt ein mehr oder weniger ausgedehnter Knochendefekt im Schädeldach zurück, der nur durch die Hirnhäute und die Kopfhaut bedeckt ist. Bei genauem Hinsehen kann man oft den fortgeleiteten Pulsschlag als feines Pulsieren beobachten. Frühestens ein halbes Jahr nach dem Unfall kann der Knochendefekt wieder gedeckt werden, meist mit einem Kunststoff, welcher in einer neurochirurgischen Operation angepaßt und eingesetzt wird.

Wurde z. B. bei einer Blutung oder akutem Hirndruck ein größerer Knochendeckel entfernt und zur Reimplantation aufbewahrt, dann kann er auch nach einem ähnlichen Intervall wieder eingesetzt werden. Es erscheint günstig, größere Defekte auf jeden Fall wieder zudecken zu lassen, damit sich das darunterliegende Hirngewebe wieder in seine ursprüngliche Lage ausdehnen kann und der Knochen das Hirngewebe wieder schützt.

Nagelbettentzündung

Oft entwickelt sich während der Mobilisierungsphase eine Nagelbettentzündung (Panaritium) im Bereich der Großzehen. Begünstigt wird diese durch das Tragen von geschlossenen Schuhen/Turnschuhen. Fußbäder, Verbände und evtl. Nagelbett-Operationen sind gelegentlich erforderlich.

Hormonstörungen / endokrinologische Störungen

Nach einem Schädel-Hirn-Trauma bleibt bei Mädchen nach der Pubertät oft die Regelblutung für Monate aus. Es handelt sich dabei um eine hormonelle Regulationsstörung im Zwischenhirn-Hirnanhangsdrüsenbereich. Eine besondere Therapie ist in der Regel nicht erforderlich.

Gerade in der Akutphase kann es durch Störung der Wasserregulation zu vermehrtem Harnfluß, dem sogenannten Diabetes insipidus, kommen. Die Hirnanhangsdrüse (Hypophyse) bildet ein bestimmtes Hormon nicht oder in ungenügender Menge. Das Hormon Vasopressin kann als Nasenspray zugeführt werden. Damit kann der Wasserhaushalt rasch reguliert werden. Im Laufe von Wochen und Monaten kann die nasale Hormongabe meist wieder reduziert werden.

Achillessehnenverkürzung

Kinder mit einer spastischen Hemiparese oder spastischen Tetraparese zeigen oft eine Spitzfußstellung. Läßt sich diese innerhalb von Monaten durch intensive Krankengymnastik, Lagerungsschienen oder Gipsbehandlung nicht verbessern, dann raten wir – wenn das Kind gehfähig ist – in der Regel zu einer Operation (Achillotenotomie). Dabei wird die Achillessehne verlängert und der Spitzfuß ausgeglichen. Anschließend erfolgt eine Gipsbehandlung und nach drei bis vier Wochen die Mobilisierung und aktive Übungsbehandlung. Bei starker Spastik kann sich nach Jahren trotz Therapie wieder ein Spitzfuß ausbilden, so daß eine nochmalige Operation notwendig ist.

Gelenknahe Verknöcherungen

Bei schwerem Schädel-Hirn-Trauma mit anfänglich deutlich erhöhtem Muskeltonus sich vornehmlich in Hüft- und Oberschenkelbereich sowie im Ellenbogen Verknöcherungen im Bindegewebe bilden, welche die freie Beweglichkeit der Gelenke erheblich beeinträchtigen können und zu Schmerzen führen. Die Ursache läßt sich leicht durch eine Röntgenaufnahme nachweisen. Oft ist eine operative Entfernung der Verknöcherungen (Ossifikationen) notwendig.

≡   Verlust des Geruchssinns

Bei knöchernen Verletzungen im Bereich der Nasenwurzel (frontale Schädelbasis) kann es zu Zerreißungen von Riechfasern einseitig oder beidseitig kommen, mit entsprechendem Verlust des Geruchssinns (Anosmie).

≡   Augenmuskelstörungen

Augenfehlstellungen mit Schielen (Strabismus) entstehen durch Lähmungen von Augenmuskeln. Eine enge Zusammenarbeit mit dem Augenarzt ist notwendig. Oft bilden sich die Lähmungserscheinungen, das Schielen, innerhalb von Wochen oder Monaten zurück. Die Kinder selbst klagen über störende Doppelbilder. Um das schielende Auge in seiner Funktion zu trainieren, muß das gesunde Auge oft stundenweise mit einer Augenklappe verschlossen werden (»Abkleben«). Bleibt eine Besserung aus, so kann eine operative Korrektur des Schielens frühestens ein halbes Jahr nach dem Unfall erfolgen. Informationen zu Einschränkungen des Gesichtsfeldes finden Sie auf S. 46.

≡   **Die veränderte Lebenssituation
»Wie gehe ich damit um?«**

Menschen entwickeln in Krisenzeiten ungeahnte Kräfte, die keiner vorher bei sich vermutet hätte. So gelingt es, schwere Zeiten zu überstehen.

Jüngere Kinder sind oft wahre Meister darin, sich rasch auf die veränderte körperliche Situation einzustellen. Sie leiden meist mehr unter der Abwesenheit von zu Hause oder den Veränderungen, die sie spüren und erleben: Die Umgebung und das Krankenhaus sind fremd. Die Spielsachen, Freunde, der Kindergarten, die Schule, die Nachbarn, der gewohnte Tagesablauf fehlen. Das Leben verläuft nicht mehr nach denselben Regeln wie zuvor. Sogar die Eltern verhalten sich anders als sonst: Sie weinen oder sehen traurig und besorgt aus, sie erlauben Dinge, die sie sonst verbieten (z. B. fernsehen, Süßigkeiten essen, länger aufbleiben, toben, ausrasten, in die Hose machen). Die Kinder, die viel an Gewohntem brauchen, um sich sicher und geborgen zu fühlen, verstehen die Welt nicht mehr.

Die Behinderung selbst wird von kleineren Kindern meist nur blitzlichtartig als Problem empfunden. Die Tatsache einer möglichen Einschränkung wird schnell in das momentane Lebenskonzept »eingepaßt«. Kinder wollen nicht lange leiden. Darum versuchen sie, sich ganz schnell an die Realität auf positive Weise anzupassen.

Eine Bewegungseinschränkung wie eine Lähmung wird von Kindern entweder bald durch geschicktes Rollstuhlfahren ausgeglichen, oder aber das Liegen- und Passiv-Bleiben-Müssen wird als ein wie im Märchen auferlegter Fluch, von dem man letztendlich erlöst werden wird, lange Zeit geduldig ertragen.

Kleine Kinder denken – bis sie etwa sechs Jahre alt sind – oft sehr magisch: Sie glauben, daß man Tote wiedererwecken kann und daß man Behinderungen wieder rückgängig machen kann. Erst wenn sie erleben und feststellen, daß das nicht stimmt, dann kann es zusätzlich zum Heimweh zu einer Krise kommen, wenn sie z. B. nach dem Entfernen des Gipses oder des Rollstuhls oder der Gehhilfen nicht gleich so »springen« können wie zuvor.

Ihre Krise ist dann auch eine Krise ihres Vertrauensverhältnisses zur Welt und damit zu den Erwachsenen, die sie für (all)mächtig halten und von denen sie Hilfe erwarten. Daher ist die beste Therapie für diese Kinder, wenn sie erleben, daß die Eltern und ihre Erziehungsgewohnheiten die gleichen bleiben. Dies bringt ihnen ein Stück Zuhause und Kontinuität in den Klinikalltag.

Ältere Kinder verstehen bereits wesentlich mehr Zusammenhänge. Geht es um ganz konkrete, anschauliche Dinge, z. B. um die Frage »Wie komme ich mit dem Rollstuhl in mein Zimmer – wegen der Treppe?«, so können sie sich durchaus bereits mit der Zukunft beschäftigen. Schulkinder setzen sich oft mit der Frage auseinander, ob sie wieder in ihre alte Klasse zurückkehren können. Erst ab ungefähr dem elften, zwölften Lebensjahr können sie sich über anschauliche Dinge hinaus auch gedanklich mit ihrer Zukunft auseinandersetzen.

Andreas, unser 10jähriger Patient aus dem Anfangskapitel, behielt trotz seiner schweren Verletzung seine optimistische Lebenseinstellung während des ganzen Klinikaufenthaltes bei. Zuerst war sein Ziel, im Frühjahr wieder Fußball zu spielen. Als er ahnte, daß er möglicherweise nicht mehr richtig laufen können würde, sagte er: »Schade, aber Fußballspielen ist ja nicht die Welt. Außerdem kann ich Fußball weiter im TV sehen.« Nach seinem ersten epileptischen Anfall wirkte er ein, zwei Tage etwas verstört. Immer wieder fragte er nach den Folgen. Dann beruhigte er sich rasch: »Na und, dann nehm' ich halt noch eine Tablette mehr ein.«

Da die Kinder andererseits ein zu hohes Maß an seelischer Belastung nicht verkraften können, *verdrängen* sie oft die schweren Gedanken und Probleme. Die meisten von ihnen sprechen nicht gerne über den Unfall oder die Krankheit. Sie lassen sich stattdessen gerne ablenken. Das ist ein Schutzmechanismus. Daher ist es in Ordnung, die Kinder nicht mit Fragen nach ihren möglichen Problemen zu belästigen. Auf *ihre* Fragen jedoch sollte offen geantwortet werden. Die Kinder wissen meistens selbst am besten, wann sie bereit sind, neue Informationen aufzunehmen.

Nur dann, wenn die Realität nicht mehr wahrgenommen wird, wenn die Kinder sich oder andere ständig überschätzen oder sich zunehmend mehr in eine Phantasiewelt zurückziehen, müssen die dahinterliegenden Ängste direkt angesprochen werden. Holen Sie sich in dem Falle Hilfestellung von Kinderärzten, Psychologen, Erziehern oder auch von anderen betroffenen Eltern.

Phasen der Krankheitsbewältigung

Jedes Kind macht je nach Persönlichkeit, Alter, Vorerfahrung, Art der Erkrankung und Art der Unterstützung, die es erfährt, seine eigene individuelle Entwicklung und Verarbeitung durch. Wir beschreiben im folgenden Phasen, die bei vielen Kindern/Jugendlichen ab ca. neun bis zehn Jahren zu beobachten sind. Sie müssen aber nicht immer zwingend und nicht unbedingt in dieser Reihenfolge auftreten. Grob vereinfachend und typisierend könnte man folgende Phasen oder auch Stimmungszustände unterscheiden:

– Keine Krankheitseinsicht (zu Beginn des Durchgangssyndroms);
– Krankheitseinsicht, ohne daß aber die Ernsthaftigkeit der Krankheit/Verletzung erkannt wird (während des Durchgangssyndroms);
– Die Ernsthaftigkeit der Krankheit/Verletzung wird erkannt. Es besteht hohe Motivation und der Glaube: Wenn ich alles tue, werde ich wieder gesund (gegen Ende des Durchgangssyndroms und danach).
– Zweifel, Ungeduld, Wut, weil es nicht rasch genug vorangeht. Phasen von Motivation und Lustlosigkeit wechseln.
– Krise: Lustlosigkeit, Depression, Resignation, Therapiemüdigkeit.
– Innere Umbewertungsprozesse führen zu neuem Motivationsschub.
– Gelegentlicher Wechsel von Krise und Umbewertungsprozessen – meist verbunden mit aktuellem Auslöser.

Es besteht keine Krankheitseinsicht.

Wenn Ihr Kind aus dem Koma erwacht, weiß es nicht, was geschehen ist. Und wahrscheinlich wird es sich auch nie mehr an diesen schrecklichen Moment des Unfalls erinnern. Die Natur hat hier offensichtlich für einen guten Schutz gesorgt. Langsam dringt die fremde Welt ins Bewußtsein. Der Unfall bzw. die Krankheit spielt noch keine Rolle. Vorrangig ist es, sich orientieren zu können, sich selbst gegenüber (wer bin ich?), über den Ort (wo bin ich?) und über die Zeit (wie alt bin ich?). (Wenn die Krankheitseinsicht auch im weiteren Verlauf nicht eintritt, kann es sich um ein organisch bedingtes Symptom handeln wie z. B. nach einer Stirnhirnverletzung.)

Es besteht Krankheitseinsicht, ohne daß die Ernsthaftigkeit der Krankheit/Verletzung erkannt wird.

Allmählich begreift das Kind, daß es sich im Krankenhaus befindet. Es »weiß«, daß es einen Unfall hatte. Aber es wirkt unbekümmert. Die Gefühle erscheinen noch oberflächlich. Der »Ernst der Lage« wird meistens zu diesem Zeitpunkt nicht erkannt – auch nicht von den Kindern, die in dieser Zeit sehr jämmerlich, unruhig und ängstlich erscheinen. Im Vordergrund ihrer Unruhe und Angst steht u. E. mehr das allgemein Fremde seiner Befindlichkeit als der Unfall selbst.

Die Ernsthaftigkeit der Krankheit/Verletzung wird erkannt.

Meistens endet das Durchgangssyndrom mit der wachsenden Erkenntnis, daß man sich eine ernsthafte Verletzung zugezogen hat, die im Krankenhaus behandelt werden muß.

Nach dem ersten Schrecken über diese Tatsache folgt meistens eine für alle Beteiligten eher positive Phase, in der die Patienten sehr motiviert mitarbeiten: Die Kinder/Jugendlichen wollen schnell wieder gesund werden, sie wollen nach Hause entlassen werden und wollen, daß alles wieder so wird wie früher. Dabei gehen sie von früheren Erfahrungen mit Krankheit oder Defiziten aus, nämlich: »Wenn ich mich nur genügend anstrenge und mitmache und lerne, dann schaffe ich mein Ziel.« Hier entsteht für viele die erste Enttäuschung: Ein Schädel-Hirn-Trauma bzw. eine Hirnverletzung ist eine Verletzung bzw. Krankheit, die nach anderen Regeln verläuft als ein Knochenbruch, eine Lungenentzündung, eine Blinddarmentzündung oder andere »übliche ernste« Krankheiten.

Wechselhaftigkeit der Stimmungen

Aus dieser Enttäuschung heraus entstehen Unsicherheiten und Zweifel, warum denn die bisherigen Anstrengungen und Maßnahmen nicht zum erwünschten und raschen Erfolg führen. Je nach persönlicher Färbung, Vorprägung und Neigung fragen die einen: »Strenge ich mich nicht genügend an?« Sie setzen sich noch mehr unter Druck, überfordern sich, indem sie die Schuld für den noch nicht eingestellten Erfolg bei sich suchen und sich persönliches Versagen vorwerfen.

Andere wiederum führen den »mangelnden« Erfolg auf falsche (d. h. zu wenig, zu kurze) Therapie zurück, auf Fehler also von außen. Schuld sind die anderen. Wieder andere aber begreifen langsam die neue Dimension der Verletzung/Krankheit: »Was würde ich machen, wenn ich nicht mehr so würde, wie ich war?« Diese Frage, ob bewußt gestellt oder unbewußt geahnt, löst verschiedene Reaktionen aus:

- Wut, »daß es nicht so ist und läuft, wie man will«;
- Depression und Resignation, »daß es nicht so läuft und ist, wie es soll«;
- Aufbäumen und Kämpfen gegen die mögliche Einsicht, daß dies eine besondere »Krankheit« ist, die man anscheinend nicht mit den bisherigen Mitteln »überlisten« kann und auf die man sich anders einrichten muß.

In dieser Phase, die sich in Weinerlichkeit, Gedrücktheit und vermehrten Wutanfällen ausdrücken kann, brauchen die Familie und vor allem die Patienten selbst Sicherheit, Geborgenheit, Zuwendung, Rückhalt und – immer wieder – Orientierung: Wie geht es weiter? Was ist der nächste kleine Schritt?

Krise: Lustlosigkeit, Depression, Resignation, Therapie-müdigkeit

Die vorangehende Phase endet oft – nicht immer – in einer Phase von länger anhaltender Therapiemüdigkeit, Lustlosigkeit, Resignation. Es finden sich Ideen wie, »Wenn ich doch nur zu Hause wäre, dann hätte ich die Kraft, die Gelegenheit . . ., dann wäre alles anders« oder »Wenn ich nicht diesen bescheuerten Therapeuten hätte« oder »Wenn ich zweimal am Tag Therapie hätte« usw. Die auftretende Resignation und Depression wird auf das Krankenhaus, die Länge der Behandlung, die Therapeuten zurückgeführt, man meint, ein anderer Rahmen, andere Bedingungen würden andere Ergebnisse erbringen . . . All das können Versuche sein, sich vor der Angst zu schützen, man könne nicht wieder gesund werden und es gäbe keine totale Heilung. Hinein mischen sich – oft noch nicht bewußte – Gefühle der Trauer über den Verlust des Selbst-Bewußtseins in seinem ganz ursprünglichen Sinn: »Ich weiß nicht mehr, wer ich bin.« und der Hilflosigkeit bei der Frage »Und ich weiß auch nicht, wer ich werden will und wie ich werden kann und wie ich mir neu gefallen könnte.« Oft steht dahinter auch die Überzeugung, daß man sich »so« mit seinen mehr oder weniger ausgeprägten Handicaps nie wird mögen können oder nie wieder wird Freude erleben können.

Was hilft in den verschiedenen Phasen der Krankheitsbewältigung?

Innere Umbewertungsprozesse

Manchmal genügt ein Therapeutenwechsel innerhalb der Klinik. Manchmal tut eine ein- oder mehrwöchige Beurlaubung nach Hause gut, um erst einmal auszuruhen und die Dinge einmal aus einer anderen Sicht zu sehen. Plötzlich kann sich die Art, wie sich ein Problem stellt, verändern:

Nachdem Kinder und Jugendliche zu Hause erst einmal Kraft getankt haben, spüren sie zusehends mehr, daß sie auch dort an ihre Grenzen stoßen und daß es noch einige andere Hindernisse gibt, wie z. B. unüberwindbare Treppen, ausbleibende Freunde, zu enge Toiletten, zu hohe Betten, daß sie nicht selbständig nach draußen gehen können und, und, und ... Kinder und Jugendliche kommen dann oft mit ganz anderen Zielsetzungen in die Reha-Einrichtung zurück: Sie möchten nun lernen, ein wenig unabhängiger oder beweglicher zu werden. Gab es vorher nur das Ziel, ganz gesund zu werden, so gelten jetzt Teilziele wie z. B. das Umsetzen auf die Toilette als erstrebenswert und wichtig. Schritt für Schritt wird so die Anpassung an die »jeweilige« Realität, an den jeweiligen Stand der Entwicklung geleistet. Immer wieder aber wird sich im Verlauf der Krankheitsverarbeitung die Herausforderung für Ihr Kind und Sie selbst stellen: sich bzw. den anderen so annehmen zu können, wie er (gerade) ist.

Sich Hilfe holen

Es ist verständlich, daß Sie als Eltern durch die Doppelaufgabe (selbst den Unfall bzw. die Erkrankung zu verarbeiten und dem Kind Stärke und Sicherheit zu geben) in eine Überforderungssituation geraten. Fragen Sie nach und erzählen Sie den Ärzten oder vertrauten Fachleuten, was Ihnen im Kopf herumgeht – auch wenn es Ihnen abwegig und als weit hergeholt erscheint. Ihre Klarheit oder Abgeklärtheit wird sich auch Ihrem Kind vermitteln und es beruhigen. Auffällige Verhaltensweisen von Kindern sind oft – übersetzt – Fragen und Appelle an uns: »Ich weiß nicht mehr weiter, hilf' mir, sag' mir, wo's lang geht!«

Nicht immer gelingt es den Eltern oder dem Kind selbst, das seelische Gleichgewicht wiederherzustellen. Dann ist es ihr gutes Recht, die Hilfe von Fachleuten in der Rehaklinik anzunehmen. Manchmal findet man diese Form der Hilfe aber auch im Freundes- und Familienkreis oder in der Gemeinde. Vielen geben auch religiöse Überzeugungen Halt und Kraft. Jeder hat seine eigenen Erfahrungen, was ihm gut tut.

Mit Netz arbeiten

Bei schweren Hirnverletzungen bzw. -erkrankungen ist die Wahrscheinlichkeit, daß Restsymptome bleiben, leider recht hoch. Was geschehen wird, können Arzt und Therapeuten nicht vorhersagen, so daß alle Beteiligten lange Zeit im Ungewissen darüber bleiben, was die Zukunft bringen wird.

Um für viele Eventualitäten gerüstet zu sein, hilft es nach unserer Erfahrung, wenn man bei diesem Drahtseilakt zwischen Hoffnung und Zweifel »mit Netz arbeitet«. Das Netz könnte man weben, indem man sich ab und zu das Gedankenspiel erlaubt: Was wäre . . .

- wenn z. B. ein Hinken zurückbleiben würde,
- wenn mein/e Sohn/Tochter rollstuhlabhängig bliebe,
- wenn das Gedächtnis nicht viel besser würde,
- wenn, wenn, wenn . . .

In kleinen überschaubaren und erreichbaren (Fort-)Schritten denken

Alle Patienten haben das Ziel: »Ich will gesund werden. Ich will wieder laufen.« Da es oft Monate dauert, bis deutlich wird, ob dieses Ziel überhaupt erreicht werden kann, geht den Patienten bei diesem Fernziel oft die (Motivations-)Puste aus. Zerlegt man das große Ziel dagegen in kleinere Teilstrecken, so kann man doch rascher schon einen kleinen Erfolg verbuchen, der Weg wird überschaubarer und wirkt nicht ganz so endlos.

Viele kleine Schritte führen auch zum Ziel.

Was der nächste Schritt sein könnte, das müssen Eltern und Patienten beim Arzt und dem Team erfragen.

Einen fairen Vergleichspunkt wählen

Ob ein Kind oder ein Jugendlicher etwas als Erfolg oder Mißerfolg verbucht, hängt u. a. davon ab, womit sie sich vergleichen. Ist der Vergleichsmaßstab zu groß (z. B. »sein wie früher«), wird jeder Erfolg als ungenügend abgewertet. Darunter leidet dann das ohnehin angegriffene Selbstvertrauen der Kinder und Jugendlichen. Die Kinder erleben sich dann nur noch als Versager, als jemand, der zu nichts zu gebrauchen ist und es den Eltern nicht recht machen kann. Wenn die Kinder aus diesem Grund beginnen, Anforderungssituationen zu vermeiden, kann es zu einem Teufelskreis kommen.

Bestärken Sie das Kind in dem, was es schon erreicht hat!

Gefühle zu haben ist in Ordnung

Da das innerseelische Gleichgewicht mehr durch eine Pendelbewegung als durch einen Stillstand erhalten werden kann, gehören zu manchen Zeiten auch heftige Gefühle wie Verzweiflung, Trauer, Aggression oder Zorn zum normalen Krankheitsbewältigungsprozeß. Nicht immer wäre es dann richtig, z.B. den Tränen Einhalt zu bieten und Fröhlichkeit von sich oder dem Kind zu verlangen. Es ist wichtig, auch diese Gefühle ernstzunehmen und ihnen genügend Raum zu geben, um sie ausleben zu können. Ein Krankheitsbewältigungsprozeß hat viel Ähnlichkeit mit einem Trauerprozeß. Und niemand würde es uns verübeln, wenn wir nach dem Verlust eines geliebten Menschen nicht auch eine ganze Weile Trauerreaktionen zeigen würden.

Ein Schädel-Hirn-Trauma bzw. eine Hirnerkrankung erlitten zu haben, heißt oft analog den Verlust einer liebgewonnenen Lebensrealität (z.B. Gesundheit) verarbeiten zu müssen: Wir haben »uns« verloren, wie wir waren. Erst wenn wir dies (einigermaßen) »akzeptiert« haben, können wir uns, wie wir jetzt sind, neu kennen- und liebenlernen. Dieser Prozeß kann über Jahre gehen.

Wird die Verzweiflung und Traurigkeit nicht akzeptiert, fühlt sich das Kind möglicherweise nicht verstanden und bildet Ersatzstrategien aus, die es entweder auf Dauer überfordern (wie z.B. immer lächeln und stark sein) oder aber neue Probleme schaffen. Es versucht sich dann Anerkennung und Beachtung auf andere Art zu verschaffen, entweder, indem es sich besonders hilflos gibt und viel über »Tränen« zu erreichen versucht (auch dann wenn es eigentlich nicht traurig ist) oder indem es durch Clownerien oder Aggressivität Zuwendung sucht.

Viel Lob und Anerkennung geben

Loben Sie Ihr Kind für das, was es kann. Es muß erfahren, daß es so, wie es jetzt ist, in Ordnung ist und sowohl be- als auch geachtet wird. Es ist wichtig, dem Kind zu zeigen, daß man seinen Frust versteht. Man sollte es loben für seine Mühe, seine Arbeit, seine Bereitschaft mitzumachen, auch wenn es keinen Spaß macht. Allein schon, sich täglich den Therapien zu stellen, ist mutig und eine echte Leistung. Es ist wichtig, dem Kind zu vermitteln, daß man auch an seine Kraft glaubt, noch etwas verbessern zu können und ihm immer wieder Beispiele vor Augen hält, wo es früher oder jetzt eine Aufgabe gemeistert hat, obwohl es vielleicht daran gezweifelt hatte.

Die beste Medizin für Kinder ist das freie Spielen

Wichtig ist auch, den Kindern genügend Zeit zum Spielen zu lassen, z.B. am Wochenende. Spiel ist für Kinder Therapie. Bei Jugendlichen dagegen ist es wichtig, ihnen so weit es geht, wieder Aufgaben zu übertragen, für die sie ein Stück Verantwortung übernehmen und bei denen sie selbständig sein können. Später kann es hilfreich sein, sie auf Vorbilder von Behinderten verweisen zu können, die trotz Behinderung autonom leben und geachtet sind.

Eine besondere Herausforderung: Die Pubertät

Fällt der Unfall oder die Hirnerkrankung in die Zeit der Pubertät, so stellen sich für die Patienten, die Angehörigen, die Betreuer und die Institution besondere Aufgaben, Fragestellungen und Herausforderungen.

Claus, 13 Jahre, war vor seinem Unfall ein ähnlicher Typ wie Andreas gewesen: immer freundlich, fröhlich und sehr beliebt. Auch er war Sportler wie Andreas gewesen. Im Unterschied zu Andreas war Claus jedoch zusätzlich Klassenbester.

Claus litt v. a. unter schweren Gedächtnisstörungen. Er lebte lange in der Hoffnung, wieder in seine alte Schule und zum Sport zurückkehren zu können. So lange er diese Hoffnung hatte, behielt er sein sonniges Wesen. Als sich aber immer weniger rasch Erfolge einstellten, wurde er unsicherer. Je unsicherer er wurde, desto mehr Heimweh entwickelte er. Zu Hause fühlte er sich noch am ehesten wie der alte Claus. Er begann die Klinik abzulehnen, er wollte nicht dazu gehören. Er lehnte sich selbst ab, fand sich zu dick und fing an zu hungern. Seine Fähigkeit, sein Gewicht zu kontrollieren, erlebte er als Leistung. Außerdem erhielt er durch sein Eßverhalten vermehrte Zuwendung auf Station. Plötzlich war er wieder – wie früher – etwas Besonderes. Er entwickelte auf die Weise eine gefährliche Magersucht. Gleichzeitig brachte ihn die Eßstörung in vermehrte Konflikte mit seinen Eltern.

Dann war ein Jahr nach dem Unfall vergangen, Claus war 10 cm gewachsen, in den Stimmbruch und in die Pubertät gekommen. Seine pubertären Wünsche nach Auseinandersetzung und Ablösung von den Eltern brachten ihn in Konflikt mit seinem kindlichen Bedürfnis und seiner Sehnsucht nach der alten Geborgenheit im Elternhaus. Er begann sich, d. h. seine Behinderung, zu hassen und sich selbst zu verletzen. Schließlich ging die Familie auf das Angebot jugendpsychiatrischer Hilfe ein.

Für die meisten Jugendlichen verursacht ein Unfall oder eine Hirnerkrankung mit einer möglichen Behinderung eine existentielle Krise. Anders als bei jüngeren Kindern spielen für sie auch Gedanken, Phantasien und Ängste über ihr Wesen, ihre Wirkung auf andere und über ihre Zukunft eine bestimmende Rolle.

—— *Selbstwert, Selbständigkeit und Selbstbestimmung*

Jugendliche definieren ihren Selbstwert zunächst über ihre äußere Attraktivität. Sie orientieren sich in dieser Zeit in ihrem »out-fit« an ihren Idolen oder ihrer Bezugsgruppe. Je mehr sie diesen nahekommen, desto wohler fühlen sie sich. Erst in einem zweiten Entwicklungsschritt orientieren sie sich an »inneren« Fähigkeiten, Fertigkeiten und Interessen. Auch hier spielt die jeweilige Bezugsgruppe eine prägende und Rückhalt gebende Rolle. Der Freundeskreis ersetzt nach und nach die Orientierung und wertgebende Bedeutung des Elternhauses.

Ein Jugendlicher, der nach einem Unfall bzw. einer Hirnerkrankung (vorübergehend) behindert wird, verliert mit einem Schlag fast alles, was ihn stolz auf sich machte: seine schon erreichte Unabhängigkeit von den Eltern oder Erwachsenen, seine äußere Attraktivität und den Bezug zu seiner Clique. Mit den neuen gleichaltrigen Mitpatienten mag er sich noch nicht identifizieren. Im Gegenteil – viele Patienten setzen sich sehr bewußt gegen die andern ab, sie möchten nicht zu ihnen gehören.

Solange die Behinderung als vorübergehend betrachtet wird, können die Jugendlichen die neue Rolle als Patient meistens ertragen. Je länger aber der Krankenhausaufenthalt dauert und die Einschränkungen sich nur langsam verbessern, desto mehr geraten Jugendliche in eine *Lebens- und Orientierungskrise*. Meistens kommt erschwerend hinzu, daß auch die Freunde oder Freundinnen, die sich noch um sie gekümmert und ab und zu angerufen haben, weniger werden.

Manche von ihnen versuchen, den Rest ihrer Selbstachtung dadurch zu bewahren, daß sie ihr Recht auf Selbstbestimmung besonders deutlich fordern bzw. sehr empfindlich auf Einschränkungen dieser Freiheit reagieren. Das Krankenhaus mit seinen eigenen Essens- und Schlafenszeiten und seinen festen Regeln wird oft zum Austragungsort dieser Konflikte. Für viele Jugendliche erhält das Rauchen zusätzliche Bedeutung: Es strukturiert den Tag, gibt »Halt« und gilt als Zeichen des Erwachsenseins, über das man noch selbst verfügen kann.

Therapeutische Forderungen oder ärztliche Anweisungen können dagegen als Eingriffe in die Autonomie aufgefaßt werden. Hinter der emotionalen Auseinandersetzung mit Eltern oder Therapeuten verbirgt sich oft auch die Angst, bevormundet und nicht mehr als Erwachsener ernstgenommen zu werden. Andere Jugendliche haben nicht die Kraft, ihre Autonomie zu fordern. Sie fallen zurück in »alte« frühere Abhängigkeiten und lassen sich auch dort versorgen, wo sie selbständig sein könnten. Angehörige sind oft verunsichert, ob und wann sie dem Jugendlichen helfen sollen, sind sie doch froh, wenigstens kleine Handreichungen leisten zu können. Leider besteht dann aber die Gefahr, daß man das Kind sekundär behindert, indem es nämlich seine vorhandenen Fähigkeiten nicht nutzt und einzusetzen lernt.

Jugendliche brauchen, um ihre Selbstachtung zu erhalten, so viel Autonomie wie es der Rahmen der Behandlung erlaubt. Autonomie bedeutet im Falle einer Hirnverletzung/-erkrankung, wenn jemand *das tut, was er tun kann* und nur *die* Hilfen fordert und annimmt, *auf die er angewiesen ist.*

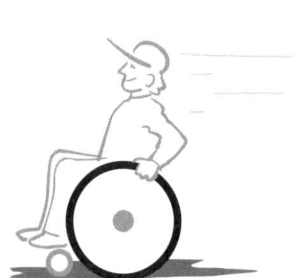
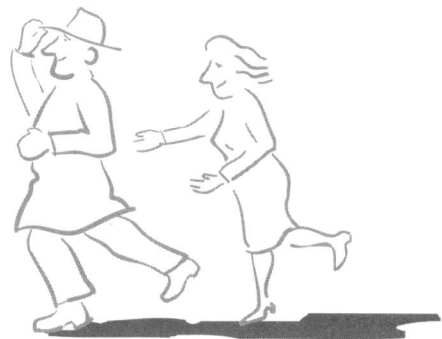

 Was können Sie für Ihr Kind tun?

- Behandeln Sie Ihre Tochter/Ihren Sohn nicht wie ein Kleinkind.
- Fragen Sie das Team, was der Jugendliche kann und was er nicht kann. Notfalls hängen Sie einen Zettel mit den Fähigkeiten des Jugendlichen über sein Bett.
- Fordern Sie den Jugendlichen auf, die Dinge zu tun, die er tun kann.
- Helfen Sie nur dort, wo der Jugendliche auf Sie angewiesen ist.
- Bevor Sie helfen (z. B. Rollstuhl schieben), fragen Sie nach, ob das erwünscht ist.
- Honorieren Sie jeden Wunsch des Jugendlichen nach Selbstbestimmung, der erfüllt werden kann. Das gibt ihm die notwendige Selbstachtung zurück.
- Beachten Sie besonders die Intimsphäre Ihres Kindes. Fragen Sie z. B. lieber nach, ob sie in eine Schublade schauen dürfen. Klopfen Sie an die Tür, bevor Sie eintreten. Helfen Sie, Ihrem Kind das »Gesicht« und damit seine Achtung vor sich selbst zu wahren.

– Sorgen Sie für Abwechslung im Alltag (z. B. Kino-, Konzertbesuche, Ausflüge). Sorgen Sie für eine Wochen-, Monats- und Jahresplanung, in der es Höhepunkte gibt, auf die der Jugendliche sich freut.
– Sorgen Sie dafür, daß Ihr Kind regelmäßig unter Menschen kommt.
– Treten Sie einer geeigneten Selbsthilfegruppe oder einem Verein bei, bei dem der Jugendliche aktiv oder passiv Anteil nehmen kann.
– Helfen Sie dem Jugendlichen, ein altes (durchführbares) Hobby wieder aufzunehmen oder ein neues zu entwickeln.
– Vermitteln Sie dem Jugendlichen so weit wie möglich das Gefühl der Geborgenheit, der Anerkennung und Wärme.
– Zeigen Sie dem Jugendlichen Wege auf, sich sozial zu engagieren.

—— *Sexualität*

Ein ganz eigenes, sehr wichtiges und leider oft tabuisiertes Thema ist der Umgang mit den sexuellen Impulsen und Bedürfnissen von Jugendlichen. Wie auch in anderen Bereichen so kann ein Jugendlicher nach einer Hirnverletzung bzw. -erkrankung noch einmal mehr oder weniger schnell die Entwicklung sexuellen Verhaltens durchlaufen. Zu dieser Entwicklung kann z. B. die Phase des Exhibitionismus, die Freude am eigenen Körper und seine Zur-Schau-Stellung gehören, die für ca. Zweijährige typisch ist. Wie dem Zweijährigen fehlt dem Jugendlichen zu diesem frühen Zeitpunkt seiner Entwicklung nach dem Unfall bzw. der Erkrankung das Schamgefühl: Manche laufen nackt über die Station, zeigen sich gerne unbedeckt, manche onanieren u.U. in der Öffentlichkeit und genieren sich nicht, so gesehen zu werden. Wie kleine Jungen suchen manche von ihnen Halt an ihrem Glied, wenn sie sich unsicher fühlen.

Wie auch in der gesunden sexuellen Entwicklung schließt sich dann bei den meisten Jugendlichen eine mehr oder minder lange »asexuelle« Übergangszeit an.

Beginnen Jugendliche nach einer Hirnverletzung/-erkrankung wieder auf altersgemäße Art zu flirten oder sexuelles Interesse am anderen Geschlecht zu zeigen, so ist das zunächst als ein positives Entwicklungszeichen zu sehen. Da in diesem Alter der Selbstwert auch über die sexuelle Attraktivität definiert wird, erscheinen uns Verhaltensweisen wie Flirten als mutige Fragen nach dem neuen eigenen Wert als Mann bzw. als Frau.

Gegengeschlechtliche Bekanntschaften in der »Rehazeit« haben daher oft eine heilende Wirkung. Selten allerdings überdauern diese Freundschaften die Rehazeit. Die Freunde/Freundinnen sind meistens sogenannte »Übergangspersonen«, d. h. sie dienen unbewußt dazu, den Weg in ein neues Land zu ebnen, ähnlich wie die allerersten Liebes-Freundschaften zu Beginn der Pubertät. Auch wenn darum diese Freundschaften bald wieder beendet werden und kurzfristig neue Schmerzen und Enttäuschungen schaffen, so können die Jugendlichen dennoch für sich verbuchen: »Ich bin auch in diesem Zustand liebenswert und habe meine (sexuellen) Chancen!«

Problematisch wird es, wenn Jugendliche über längere Zeit hinweg aufgrund organischer Bedingungen ihre sexuellen Impulse nicht kontrollieren können, wie z. B. im Falle einer ausgeprägten Stirnhirnschädigung. Hier hilft nur eine fortwährende Kontrolle und Grenzsetzung der sexuellen Impulse durch die Umgebung.

 Was tun bei Fragen zur Sexualität?

Während der Zeit des Durchgangssyndroms

– Überlegen Sie, wie Sie damals reagiert haben, als sich Ihr Kind in einem ähnlichen Entwicklungsalter befand.
– Bedenken Sie: Die »kleinen« Jugendlichen müssen an die alten Regeln erinnert werden, wie z. B. »nicht nackt« in einer bekleideten Umgebung herumzulaufen, nicht öffentlich zu »zipfeln« oder zu »onanieren«.
– Keinen Geschlechtsverkehr in »diesem Entwicklungsalter« erlauben.

Geschlechtsverkehr

– Verändern Sie (zunächst) nicht Ihren Standpunkt, den Sie *vor* dem Unfall/der Erkrankung dazu eingenommen haben. Beachten Sie dann die folgenden Punkte, um ihren Standpunkt zu bestätigen oder an die Situation anzupassen:
– Achten Sie darauf oder sorgen Sie dafür, daß Ihr Kind einen kompetenten Gesprächspartner hat, den es akzeptiert und den es befragen kann. Das können Sie oder jemand anderes aus Ihrer Verwandtschaft und Bekanntschaft sein oder jemand aus der Reha-Einrichtung, zu dem Ihr Kind Vertrauen hat. Denn hinter dem Wunsch, mit jemandem in intime Beziehung zu treten, kann manchmal die unbewußte Frage stehen: »Geht das überhaupt noch ... organisch oder seelisch?«
– Klären Sie mit sich, Ihrer Familie und der Einrichtung die Frage, ob Ihr Kind sexuell und psychosozial so weit ist, daß er eine Entscheidung, mit einem anderen Menschen in intimen Kontakt zu treten, prinzipiell treffen und verantworten kann.

- Wenn die vorherigen Fragen ergeben, daß der Jugendliche seinem »Entwicklungsalter« gemäß Geschlechtsverkehr verantworten kann, sollten Sie mit ihm besprechen, wie er verhüten will und für Ihren Sohn/Ihre Tochter die entsprechenden Mittel besorgen, falls diese nicht selbst dazu in der Lage sind und/oder dies von Ihnen wünschen. Scheuen Sie sich nicht vor diesen Gesprächen »unter Erwachsenen«! Sie vermitteln dem Jugendlichen das Gefühl, ernstgenommen zu werden und ein ganzer, d. h. auch sexueller Mensch zu sein – trotz seiner (momentanen) Behinderung.
- Das Problem, wo die Jugendlichen miteinander schlafen und inwieweit man dann als Eltern wegschaut oder dies fördert, stellt sich genauso wie vor dem Unfall und der Erkrankung. Es ist an sich nicht neu und sollte auch nicht anders betrachtet werden. Neu ist die durch körperliche Behinderung bedingte zusätzliche Einschränkung der Freiheit von Jugendlichen, »ihren Platz« zu finden.
- Die Klinik selbst ist kein Platz für intime Kontakte.
- Bleiben Sie bei all diesen Überlegungen sich selbst und Ihren eigenen (Toleranz-)Grenzen gegenüber ehrlich.

▪ **Wenn Sie sich selbst und Ihre Gefühle und Grenzen ernst nehmen, werden Sie auch von Ihrem Kind ernstgenommen.**

Sexualität gehört zum Leben.

- Stellen Sie das Thema »Sexualität« ins Abseits, so stellen Sie auch Ihren Sohn/Ihre Tochter ins Abseits.
- Ihr Sohn ist ein Mann bzw. Ihre Tochter ist eine Frau! Achten Sie die körperliche Intimsphäre Ihres Kindes, soweit dies möglich ist!

Umdenken ist nötig.

Auch ein Mann darf »in der Liebe« den passiven Teil übernehmen. Auch eine Frau darf »in der Liebe« den aktiven Part übernehmen. Jugendliche sind nicht durch Ihr Äußeres attraktiv, sondern durch ihre Art zu sein und ihre Ausstrahlung. Am besten ist es natürlich, auf familiäre oder kulturelle Vorbilder zurückgreifen zu können, die dem Alter der Jugendlichen ungefähr entsprechen und die deutlich machen, daß die Attraktivität der Person sich nicht nur am Out-Fit bemißt und es Befriedigung auch ohne Sex gibt.

Verhalten im Straßenverkehr

Kaum sind die Lebensgeister wieder erwacht, will das Kind wie früher auch wieder an der Straße spielen oder zum Bäcker oder mal schnell zum Kiosk gegenüber gehen. Der Jugendliche fragt, wann er endlich wieder Mofa oder Auto fahren kann. In beiden Fällen wird den Eltern, die gerade erst den Schock eines Unfalls oder einer Hirnverletzung oder -erkrankung erlebt haben, angst und bange. Einerseits freuen sie sich vielleicht über diese Wünsche, die ja auch ein Stück Entwicklung hin zur Altersnorm signalisieren, andererseits: Ist es nicht zu früh, das Kind/den Jugendlichen den vielfältigen Reizen des Straßenverkehrs auszuliefern? Ist es damit nicht überfordert? Wie schnell kann wieder etwas passieren! Wie soll ich mit meiner Angst um das Kind umgehen? Ist sie berechtigt oder übertrieben? Was ist richtig? Die Verunsicherung und die Fragen der Eltern angesichts des gerade eben Erlebten sind nur zu verständlich.

Zu Fuß oder mit dem Rollstuhl unterwegs

Wenn wir Erwachsene eine Straße überqueren, schauen wir nach links und dann nach rechts und wieder nach links. Wir wissen genau, wo links und rechts ist. Wir können mit einem Blick die Geschwindigkeit eines näherkommenden Autos *einschätzen.* Zwischen unserem Entschluß, die Straße zu überqueren und unserer Tat vergeht keine kostbare Zeit. Umgekehrt können wir uns auch rasch *umentscheiden,* wenn sich die Situation verändert. Wir lassen uns nicht von unserem Ziel ablenken und gefährden uns, nur weil wir plötzlich einen geliebten Menschen auf der andern Straßenseite erblicken. Wir *hören,* wenn ein Auto neben uns um die Ecke biegt und bleiben automatisch stehen, ohne es gesehen zu haben.

Ganz anders ergeht es Kindern bis zu ca. acht Jahren: Kinder erfassen erst mit sechs, sieben Jahren links und rechts sicher. Erst mit acht Jahren ist ihr Zeitbegriff so weit vorhanden, daß sie Entfernung und Geschwindigkeit richtig eingeschätzen können. Sechsjährige hören Fahrzeuge nur, wenn sie sich frontal oder von hinten bis zu max. 30 Grad Abweichung nähern. Fünfjährige haben eine doppelt so lange Reaktionszeit wie wir Erwachsene. Kinder bis zu acht Jahren sind darum – rein entwicklungsmäßig – noch nicht voll »verkehrstauglich«. In diesem Alter zwischen sieben bis acht Jahren sind sie, wie die Unfallstatistik zeigt, am meisten gefährdet. Um so wichtiger ist es nun, nach einer Schädel-Hirn-Verletzung zu prüfen, was das Kind aufgrund seines Alters und seiner Hirnschädigung kann und wo es überfordert ist.

■ **Kinder bis zu acht Jahren sollten nach einer erlittenen Hirnschädigung nur dann im Straßenverkehr alleingelassen werden, wenn sie vertraute Wege mit gesicherten Übergängen benutzen können.**

In jedem Fall müssen Sie auch bei älteren Kindern und Jugendlichen noch einmal den Abnabelungsprozeß durchlaufen, den Sie u. U. schon vor dem Unfall bzw. der Erkrankung hinter sich hatten: Zunächst empfiehlt es sich, das Kind überallhin zu begleiten, ihm so nahe zu sein, daß man notfalls eingreifen könnte, ihm andererseits aber auch ein Stück »Bewegungsspielraum« zu lassen. Mit der Zeit lernen Sie so einzuschätzen, was Ihr Kind sicher beherrscht. Eine hundertprozentige Sicherheit wird es nie geben und gab es auch vorher nicht!

Vielleicht aber spüren Sie Unsicherheiten bei Ihrem Kind:

– Es sieht Menschen, Fahrzeuge, Dinge auf einer Seite regelmäßig nicht oder zu spät. In Supermärkten stößt es oft auf dieser Seite an (aufgrund von Gesichtsfeldeinschränkungen und/oder anderen Sehproblemen oder auch einem Hemineglect).
– Es verwechselt Farben und erkennt sie nicht. Oder es verwechselt häufiger links und rechts als früher, kann Entfernungen nicht richtig einschätzen und/oder kann Gegenstände nicht rasch finden, obwohl sie direkt vor seinen Augen sind (Wahrnehmungsstörungen).
– Oder es nimmt zwar Menschen, Fahrzeuge, Dinge richtig wahr, braucht aber zu lange für die Verarbeitung des Gesehenen, um darauf rasch und richtig zu reagieren (Verarbeitungstempo).
– Es verläuft sich immer wieder und gerät dann in Panik (visuelle Merkfähigkeit, Raumwahrnehmung).
– Oder das Kind ist unruhig und läßt sich von diesem und jenem rasch ablenken (Aufmerksamkeit/Konzentration/Ablenkbarkeit/ Steuerungsfähigkeit).
– Oder es überschätzt sich und seine Fähigkeiten selbst und läßt sich auch nicht durch Regeln lenken (Aufmerksamkeit/Impulsivität und/oder Stirnhirnschädigung).

In all diesen Fällen empfiehlt es sich, das Kind nicht alleine in den Straßenverkehr zu lassen. Begleiten Sie es und geben Sie Hilfe nach der Regel:

■ **»Was innen fehlt, muß durch außen ersetzt werden.«**

Das heißt z. B. Impulsivität durch Steuerung, Unaufmerksamkeit durch Richten der Aufmerksamkeit (»Schau hier hin ...!«), Merkfähigkeitsstörungen durch Gedächtnishilfen zu ersetzen. Wenn diese Hilfe greift, können die Unterstützungen langsam wieder ausgeblendet werden.

Mit dem Fahrrad oder einem motorisierten Zweirad unterwegs

Das sichere Verhalten als Fußgänger im Straßenverkehr ist u. E. Voraussetzung für die weiteren Schritte zur Verselbständigung. Das Zurechtfinden im Straßenverkehr fordert schon beim Fußgänger viele seiner Fähigkeiten. Kommen noch motorische Fertigkeiten und eine erhöhte Geschwindigkeit wie z. B. beim Fahrradfahren oder Mopedfahren hinzu, kann das Kind bzw. der Jugendliche an seine Grenzen geraten. Fragen Sie daher das behandelnde Team um seine Meinung. Ist dies nicht möglich, vergewissern Sie sich selbst von den Fähigkeiten ihres Kindes (zunächst auf einsamen Feldwegen) und steigern Sie dann allmählich die Anforderungen an seine Konzentration.

Mit Verkehrsmitteln unterwegs

Bevor Sie Ihr Kind selbständig Verkehrsmittel benutzen lassen, prüfen Sie:

- Kann es sich in fremder Umgebung orientieren?
- Kann es sich Zielorte und / oder Haltestellen mit Namen merken?
- Kann es sich unter Streß selbst helfen?
- Ist sein Gleichgewicht so stabil, daß es beim Anfahren oder Bremsen der Verkehrsmittel nicht gefährdet ist?

Wenn das Kind rollstuhlabhängig ist oder Hilfsmittel beim Laufen benutzt, sollte zusätzlich überlegt werden:

- Sind die Verkehrsmittel, wenn dies nötig ist, rollstuhlgeeignet?
- Muß Hilfe beim Ein- und Aussteigen organisiert werden (z. B. durch die Bahnhofsmission)?
- Besitzt das Kind einen Behindertenausweis? Welche Vergünstigungen erhält es durch ihn? Welche anderen Fahrtmöglichkeiten gibt es für Behinderte?
- Braucht das Kind Begleitung, wie kann diese organisiert werden?

Das Autofahren und der Führerschein

Bei uns hat der Führerscheinerwerb und das Autofahren fast den Charakter eines Rituals übernommen: Für die meisten jungen Erwachsenen ist das Autofahren mehr als nur ein bequemes Beförderungsmittel. Sie verbinden mit dem Führen eines Fahrzeuges auch, »endlich das Steuer selbst in die Hand nehmen zu können« und erwachsen zu sein. Und mit Erwachsensein wird dann Freiheit und Unabhängigkeit verbunden.

Wenn junge Erwachsene durch eine Schädel-Hirn-Verletzung und/
oder -erkrankung lange Zeit wieder abhängig von den Eltern und anderen
Erwachsenen waren, wenn sie zusätzlich noch durch eine körperliche Behinderung weniger mobil sind als vorher, wird die Frage »auto«-nom zu sein,
mehrfach bedeutsam:

- Autofahren heißt, nicht mehr krank zu sein.
- Autofahren heißt, wieder als erwachsen anerkannt zu sein.
- Autofahren heißt, trotz Behinderung (weit) wegfahren zu können,
  wohin man will, ohne z. B. »geschoben« zu werden, d. h. trotz Behinderung unabhängig zu sein.

Da diese Frage für junge Erwachsene einen ganz besonderen Stellenwert hat, wird man als Eltern und auch als Institution früher oder später
vor die Frage gestellt: »Soll ich sie/ihn (wieder) ans Steuer lassen? Wenn
nicht, riskiere ich damit nicht, daß meine Tochter/mein Sohn, die/der sowie-
so schon unter seiner Abhängigkeit leidet, nun eine ganz erhebliche (zusätzliche) Kränkung des jugendlichen Selbstwertes erfährt? Kann man ihr/ihm
das zumuten?«

So verständlich das Drängen des jungen Erwachsenen ist, die Erlaubnis zum Fahren sollte sorgfältig überprüft und abgewogen werden, da
von ihr nicht nur das Wohl des Patienten selbst, sondern u. U. auch das anderer Menschen abhängt. Feste gesetzliche Regeln würden uns allen helfen,
um so schwierige Entscheidungen zu fällen. Es gibt in dem Bereich in
Deutschland noch einige Rechtsunsicherheiten und Gesetzeslücken, so daß
unsere Eigenverantwortung und unser Handeln gefragt ist.

Grundsätzlich gibt es folgende drei Möglichkeiten bei einem über
18jährigen:

1. Er besitzt noch keinen Führerschein, möchte ihn aber während
   oder nach seiner Behandlung erwerben. Hier kann der Arzt der behandelnden Rehabilitationsinstitution aufgrund des Gesamtbildes
   eine Empfehlung aussprechen oder abraten. Würde der Patient gegen den Rat der Einrichtung dennoch Fahrstunden nehmen, ist davon auszugehen, daß die Fahrschule nach entsprechenden Erfahrungen den Patienten nicht zur Prüfung zulassen wird.
2. Er besitzt einen Führerschein, der ihm nach dem Ereignis, das zur
   Hirnverletzung führte, entzogen wurde. In Deutschland ist mit
   dem Entzug des Führerscheins meist auch die Auflage verbunden,
   daß der junge Erwachsene seine Fähigkeit, sicher zu fahren, in einer Fahrschule und vor dem TÜV erneut unter Beweis stellt.

3. Er besitzt auch nach der Hirnverletzung seinen Führerschein. Dies ist der schwierigste Fall. Ist der junge Erwachsene einsichtig, so ist das kein Problem: Der Arzt wird ihm – bei entsprechenden medizinischen und neuropsychologischen Ergebnissen – abraten zu fahren, und der junge Mann oder die junge Frau wird sich daran halten. Dies ist z. B. der Fall bei einer posttraumatischen Epilepsie (siehe S. 127).

Bestehen aus ärztlicher und neuropsychologischer Sicht keine Bedenken gegen das Autofahren, so sollte dennoch eine Fahrschule gebeten werden, die Fahrtüchtigkeit des Patienten durch zwei, drei Probe-Fahrstunden zu überprüfen – und bei Bedarf – weitere Maßnahmen zu veranlassen.

Der Alltag ist die Reifeprüfung des Könnens.

Es gibt aber immer wieder junge Menschen, für die das Autofahren geradezu ein Mittel ist (und war), sich (und ihre Unabhängigkeit) zu beweisen und für die das »Verbot« durch die Erwachsenen ein Teil der Auseinandersetzung ist, gegen die sie sich wehren und gegen die sie sich beweisen wollen. Und es gibt junge Erwachsene, die sich aufgrund der Hirnschädigung nicht realistisch einschätzen können (z. B. nach einer Stirnhirnschädigung). Beides macht den Umgang mit dem Problem sehr schwierig.

Aus diesem Grund haben wir einen Katalog entwickelt, anhand dessen wir dem jungen Erwachsenen vermitteln, welche Fähigkeiten wir in bezug auf seine Fahrtüchtigkeit überprüfen und für wichtig halten:

– intaktes Sehen;
– intaktes Hören;
– Erkennen von Farben, Gegenständen (Hintergrund-Vordergrund, Dreidimensionalität);
– kein Hemineglect;
– Aufmerksamkeit:
   a) Wachheit,
   b) Informationsverarbeitung,
   c) Selektive Aufmerksamkeit,
   d) Geteilte Aufmerksamkeit;
– realistische Selbsteinschätzung und angemessenes Sozialverhalten;
– epileptische Anfälle bzw. längere Anfallsfreiheit;
– keine körperliche Behinderung oder ein entsprechend umgerüstetes Fahrzeug.

Nach unserer Erfahrung ist der mit der Liste verbundene Katalog von Fähigkeiten zum Erwerb der Fahrerlaubnis hilfreich und vermeidet einen Teil der nervenaufreibenden Diskussionen, indem er einerseits die Frage des Fahrens nicht endgültig verneint, andererseits klare Ziele definiert und damit die Wartezeit strukturiert.

Sollte auch der Katalog nicht die Auseinandersetzung beenden, können wir nur noch empfehlen, die entsprechende Führerscheinstelle oder den TÜV anzurufen. Es gibt zwar in Deutschland keine gesetzliche Auflage, einen Unfall bzw. eine Erkrankung mit hirnorganischen Verletzungsfolgen zu melden, aber es wird dies von einem verantwortlichen Verkehrsteilnehmer erwartet.

Die Meldung des Unfalls bzw. der Krankheit beim TÜV (Technischer Überwachungsverein) führt dazu, daß eine medizinisch-psychologische Untersuchung (MPU) durchgeführt wird, die entscheidet, ob der Betreffende wieder fahren darf oder ob er nur mit bestimmten Einschränkungen fahren darf (z. B. Tempolimit) oder ob er im Falle einer körperlichen Behinderung das Fahrzeug umrüsten lassen muß, z. B. auf Handgas.

Bei fehlender Krankheitseinsicht empfehlen wir den Eltern, den Führerschein auf jeden Fall an sich zu nehmen oder ihn notfalls bei der Führerscheinstelle abzugeben.

So schwer dies für Sie als Eltern u.U. ist, machen Sie sich klar, daß Sie damit Ihrem Kind helfen – auch wenn es diese Hilfe (noch) nicht verstehen und annehmen kann.

Sollte Ihr Kind nach der gewissenhaften Überprüfung durch Fachleute wieder die Erlaubnis erhalten, sich ans Steuer zu setzen, so ist es völlig normal, zuerst große Angst zu haben, daß etwas passieren könnte. Angst ist ein Gefühl, das uns auf mögliche Gefahren hinweist und damit auf sie vorbereitet. Diese Angst nicht zu empfinden, hieße, blind zu sein für Gefahren und auf seine ganz natürlichen instinktiven Warnsignale zu verzichten. Angst haben ist normal!

Andererseits kann man ein Kind nicht einschließen oder vor allen Eventualitäten schützen und man muß lernen, mit der Angst und den oft recht gesunden Wünschen der Kinder bzw. jungen Erwachsenen nach Selbständigkeit und Entfaltung umzugehen. Keiner sollte hierbei überfordert werden, weder Eltern noch Kind. Beide müssen aber Grenzen überwinden. Und Grenzen überwinden heißt, Unsicherheiten ertragen zu lernen.

Lernen aber heißt immer auch:

– überschaubare Schritte in ein Stück Neuland wagen,
– die dabei auftretende Angst zu ertragen und damit zu überwinden,
– und neues Vertrauen in die eigenen Fähigkeiten und die des Kindes aufzubauen.

Vorbereitung auf die Entlassung und Alltag zu Hause

Wir sind der Meinung, daß Kinder oder Jugendliche, die sich auf dem Entwicklungsstand von Kindern befinden, ohne Unterbrechung nicht länger als ein Jahr in einer Klinik behandelt werden sollen, um die seelischen Folgen einer langen Abwesenheit von zu Hause möglichst gering zu halten. Längere Klinikaufenthalte werden dann besser verkraftet, wenn die Kinder immer mal wieder Tage, Wochen oder Monate nach Hause beurlaubt werden.

≡ Mögliche Kriterien für die Entlassung:

– Einjähriger Klinikaufenthalt bei Kindern.
– Der Leistungsstand hat sich über Monate hin nicht oder nur geringfügig verändert.
– Das Kind/der Jugendliche ist »therapiemüde« und schwer zu motivieren.
– Das Kind zeigt über Wochen starke Heimwehreaktionen.
– Die notwendigen Therapien können auch zu Hause durchgeführt und gut aufeinander abgestimmt werden.
– Das Kind kann in den Kindergarten, die Vorschule, die Schule, einen Arbeitsplatz ganz oder teilweise eingegliedert werden.
– Der Familie ist die langandauernde Mehrbelastung durch die Trennung des Kindes von der Familie und ihre Folgen nicht mehr zuzumuten.

≡ Was ist vor einer Entlassung zu bedenken und zu organisieren?

Fortführung der Therapien
– Welche Therapien braucht das Kind?
– Wie viele Therapiestunden sind nötig?
– Welche Therapiepraxen gibt es in der näheren Umgebung? Mit welchen Schwerpunkten arbeiten sie? Wieviele Stunden pro Woche können sie anbieten?
– Wie kommt das Kind in die Praxis?

Klären der weiteren Beschulung bzw. der beruflichen Eingliederung
Bitte lesen Sie hierzu die ausführlichen Informationen ab S. 163.

Häusliche Pflege
- Welche pflegerischen Hilfen braucht das Kind?
- Kann die Familie diese Pflege selbständig leisten?
- Welche Hilfsmittel sind erforderlich?
- Sind zusätzliche Hilfskräfte notwendig?
- Müssen Umbaumaßnahmen vorgenommen werden?

Sozial-rechtliche Fragen

Ausführliche Informationen finden Sie ab S. 182.

Nachbehandlung

Organisieren Sie rechtzeitig eine ambulante Vorstellung oder eine stationäre Wiederaufnahme Ihres Kindes zur weiteren Nachbehandlung und/oder Kontrolle des Verlaufs in einer entsprechenden Rehabilitationsklinik. Es wird dann auch überprüft, ob Therapien weiterhin *regelmäßig* erforderlich sind, ob Therapie in *Intervallen* (Blocktherapie) ausreicht oder ob sie überhaupt abgesetzt werden kann.

Außerdem können bei dieser Vorstellung auch alle anstehenden Fragen erörtert werden, wie z. B. die Notwendigkeit einer Operation, Schwierigkeiten in der Schule, die berufliche Wiedereingliederung, die psychosoziale Integration, der erzieherische Umgang mit dem Kind.

Die Hilfsmittelversorgung

Während der stationären Behandlung und vor der Entlassung verordnet der Arzt der Rehabilitationsklinik auf Rezept die notwendigen Hilfsmittel, wie z. B. einen Rollstuhl mit Sitzschale oder einen Badelifter. Sie müssen von der Krankenkasse genehmigt werden. Hilfsmittel sind nötig, wenn es gilt, Skelettfehlstellungen zu korrigieren, gestörte Funktionen zu verbessern oder verlorene Fähigkeiten zu ersetzen.

In der akuten Krankheitsphase werden kaum Hilfsmittel benötigt. Sobald der Patient wach ist und wieder schlucken kann, stellt z. B. ein ausgeschnittener Trinkbecher, ein Trinkbecher mit Deckel oder ein Trinkhalm das allereinfachste Hilfsmittel dar. Ein rechtwinklig gebogener Löffelstiel oder ein Frühstücksbrettchen für einhändiges Brotschmieren erleichtern das Essen.

Schienen aus Gips oder Kunststoff werden gelegentlich benötigt, um Unterarm, Hand und Finger in einer funktionell günstigen Stellung zu halten. Beinschienen werden z. B. gegen eine Spitzfußverformung eingesetzt.

Wenn die Muskulatur des Rumpfes noch asymmetrisch, spastisch oder gelähmt ist, muß der Körper durch eine **angepaßte Sitzschale** in einer guten Position gehalten werden. Eine Sitzschale kann z. B. auf einen Stuhl, einen Buggy oder einen Rollstuhl montiert werden. Sie kann auch zur Beförderung im Auto benutzt werden. Um das Kind wieder an eine aufrechte Körperhaltung zu gewöhnen, kann es in einen **Stehständer** gestellt werden, zunächst für Minuten, allmählich immer länger.

Da bei fast allen Kindern am Anfang und im weiteren Verlauf das freie Gehen nicht oder noch nicht möglich ist, aber trotzdem eine gewisse Beweglichkeit für die Alltagsabläufe erforderlich ist, werden sehr kleine Kinder mit einem **Buggy**, größere (im Vorschulalter) mit einem **Rollstuhl** versorgt. Meist wird gleichzeitig eine Sitzschale angepaßt. Beim Rollstuhl ist auf eine gute Sitzposition, Armfreiheit und gute Erreichbarkeit der Greifräder zu achten. Bei schwerer Spastik in den Oberschenkeln hält ein **Keil** die Beine auseinander. Die Füße werden auf der Fußraste selbständig gehalten oder mit Riemen fixiert. Der **Oberkörpersicherheitsgurt** ist immer gut zu schließen. Ist das Sitzen schon stabil und besteht eine gute Beweglichkeit der Beine, kann die Fußstütze entfernt werden und der Patient kann den Rollstuhl mit Hilfe seiner Füße bewegen (Mitläuferrollstuhl). Sobald einige Schritte selbständig gegangen werden können, kann der Einsatz eines sogenannten **Rollators** (siehe Abb. 18, S. 79) versucht werden. Als nächster Schritt bietet sich ein **großes Dreirad** zur Benutzung an. Hat sich das Gehen weiterhin verbessert, werden **Unterarmstockstützen** oder zuletzt nur noch eine **Stockstütze** (siehe Abb. 18, S. 79) verordnet.

Für das Baden von bettlägerigen Kindern und Jugendlichen wird in der Regel ein **Badewannenlifter** benutzt. Selbständigere Kinder können vom Rollstuhl aus auf den Badewannenrand übersetzen, wo sich in gleicher Höhe der Badewanneneinsatz befindet. Wenn der Patient darauf liegt, kann er langsam ins Wasser abgesenkt und nach Beendigung des Bades wieder angehoben werden. Dieses Gerät läßt sich mit kleinen Umbauten auch für häusliche Badewannen beschaffen. Wenn das Kind sicher sitzt, kann für den Toilettengang ein entsprechender Stuhl benutzt werden, der direkt über die Kloschüssel gestellt wird. Im Bad auf Station gibt es an der Wand Haltegriffe und wenn nötig Strickleitern, um besser vom Rollstuhl auf die Toilette und umgekehrt überwechseln zu können.

Von Hilfsmitteln sprechen wir auch dann, wenn bei Verlust des Sprechens zur Verständigung mittels eines Computers (PC) geschrieben wird oder aber, wie jüngst entwickelt, Geschriebenes als Sprache zu hören ist (**Kommunikationshilfsmittel**).

Bei Kindern und Jugendlichen mit erheblichen Bewegungsstörungen der oberen Gliedmaßen ist das Schreiben mit der Hand oft stark eingeschränkt. Hier bietet sich das Schreiben auf einer elektrischen Schreibmaschine mit eingebautem Display (Schreibanzeiger) oder auf dem Computer an. Bei Bedarf kann der Computer auch speziellen Bedürfnissen angepaßt werden (z. B. behindertengerechte Tastatur, Abdeckplatte und Verzögerungsschaltungen). Speziell zum Einsatz im Klassenzimmer haben sich tragbare Computer (Laptops) bewährt.

Während des stationären Aufenthaltes werden Hilfsmittel wie z. B. der Rollstuhl zunächst leihweise vom Krankenhaus zur Verfügung gestellt. Zeichnet sich eine längere Rollstuhlabhängigkeit ab, wird in Zusammenarbeit mit der ergotherapeutischen und krankengymnastischen Abteilung ein Rollstuhl durch den Arzt verordnet, den das Kind so lange behalten kann, wie es ihn braucht. Er bleibt aber Eigentum der Krankenkasse. Das gleiche gilt für die oben erwähnten Hilfsmittel.

Meistens können die Hilfsmittel nicht »von der Stange gekauft« werden – in der Regel müssen sie angepaßt und verändert werden. Es gibt immer wieder Behinderungen, die nur durch eine **individuelle Hilfsmittelversorgung** gelindert werden können. Solange der Patient sich auf Station befindet, werden alle Reparaturen durch die Klinik ausgeführt. Ist er bereits nach Hause entlassen und fallen dann Änderungen oder Reparaturen an, müssen diese zunächst durch den Arzt rezeptiert und von einem Sanitätshaus am Ort durchgeführt werden.

Für den häuslichen Bereich können – je nach Bedarf – z. B. folgende Hilfsmittel in Betracht kommen:

- Antirutschfolie (Tischauflage aus stumpfem Kunststoff),
- Einhänderfrühstücksbrett bei Halbseitenlähmung,
- Metallineal oder -Geodreieck (bleibt durch sein Eigengewicht liegen),
- Schaumstoffhülle für den Füller,
- Linkshändertraining mit Dreieck, Linkshänderschere und -füller.

Einer größeren Beweglichkeit zu Hause dienen z. B.:

- Umbau der Treppe, Rampe;
- Scalamobil (Treppenlifter für Rollstühle);
- Elektro-Rollstuhl;
- Mini-Track (ein Elektromotor, der den Rollstuhl zieht und mit einem Handgriff an- und abgehängt werden kann).

Da es zahlreiche Reha-Firmen gibt, die ähnliche Hilfsmittel anbieten, sollten Sie sich auch immer bei den Fachdiensten im Rehabilitationskrankenhaus (Physiotherapie, Ergotherapie, Orthopädie, orthopädische Werkstatt) Kataloge ausleihen, um sich selbst ein Bild über die Fülle der Möglichkeiten zu machen.

Die Organisation des Alltags

Nach unserer Meinung sind bei der Organisation des Alltags mit einem behinderten Kind folgende Aspekte zu beachten:

Jede Familie verfügt über eine begrenzte Menge an persönlicher Energie zur Bewältigung ihres Alltags.

Dieser »Energiekuchen« muß nun neu verteilt werden. Dabei läßt es sich nicht vermeiden, daß einige Stücke größer, andere aber kleiner werden. Denn die Versorgung des noch hilfsbedürftigen Kindes verlangt auch nach der Entlassung viel an zusätzlicher Zeit und Organisation des Tagesablaufes. Auch die Geschwister benötigen für ihre Entwicklung ein verläßliches Maß an Aufmerksamkeit und Zuwendung ihrer Eltern. Stellen Sie sich darum selbst die Frage: »Wie kann ich meine Energie am besten verteilen?« (siehe auch Abb. 27, S. 160)

Kein Kind ist glücklich mit unzufriedenen Eltern.

Berücksichtigen Sie bei der Verteilung Ihrer Energie auch Ihre eigenen Bedürfnisse. Wenn z. B. der Beruf für Sie eine wichtige Rolle gespielt hat, sollten Sie auch jetzt nicht ganz auf ihn verzichten. Scheuen Sie sich andererseits nicht, zu Hause zu bleiben, wenn dies finanziell möglich ist und Ihrem Bedürfnis entspricht. Kinder haben sehr feine Antennen für innere Unstimmigkeiten und damit Doppelbotschaften ihrer Eltern. Dies gilt auch für den nächsten Punkt:

Geben und Nehmen muß im Gleichgewicht stehen.

Pflege und Unterstützung eines hirnverletzten bzw. -kranken Kindes kostet meist viel Kraft. Um dem Kind helfen zu können, müssen Sie daher dafür sorgen, daß auch Sie immer mal wieder auftanken und entspannen können. Nehmen Sie sich daher, so oft es geht, mindestens aber einmal in der Woche Zeit und Raum für sich selbst. Auch die Beziehung zum Partner und zu den anderen Kindern muß wieder gepflegt werden und braucht mehr Raum als zur Zeit der Rehabilitationsbehandlung.

Wenn Sie gemeinsam in Urlaub fahren, können die erforderlichen Therapien für diese Zeit auch einmal ausgesetzt werden.

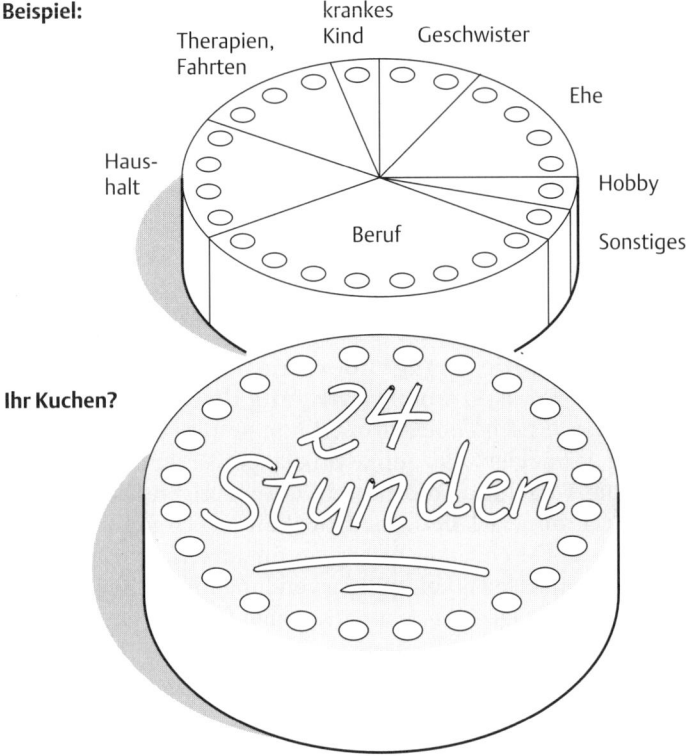

Abb. 27   Teilen Sie Ihre Energien ein!

Manche Eltern erfahren in einer Mutter-Kind-Kur Erholung, Austausch und Anregung.

Auch die Zeit einer stationären Nachbehandlung in der Rehabilitationsklinik können Sie nutzen, um sich einmal ungeteilt Ihren persönlichen Bedürfnissen zu widmen oder Urlaub zu machen.

Sie müssen nicht alles alleine bewältigen.

Lassen Sie sich durch Ihren Partner ablösen. Bitten Sie Nachbarn um Hilfe. Fragen Sie in der Kirchengemeinde nach organisierter Nachbarschaftshilfe. Nutzen Sie die Angebote von Selbsthilfegruppen (siehe Adressen ab S. 187). Verteilen Sie die Last auf viele Schultern. Holen Sie sich Unterstützung durch Gespräche mit vertrauten Freunden oder durch psychologische Beratung (z. B. in einer Familien- und Erziehungsberatungsstelle).

Die nicht behinderte Umwelt

Nachbarn, Bekannte oder Fremde reagieren auf den Anblick eines behinderten Kindes oft mit großer Unsicherheit. Diese kann sich äußern in erdrückenden Mitleidsäußerungen oder im Gegenteil durch Rückzug und Vermeiden von Kontakten. Freunde ziehen sich nach anfänglichem Engagement oft zurück. Es überfordert Sie meist – zumal, wenn es sich um Kinder handelt – auf die Möglichkeiten und Grenzen des behinderten Kindes auf Dauer einzugehen. Es besteht dann die Gefahr, daß behinderte Kinder und Jugendliche zunehmend sozial isoliert werden. Um diese Gefahr zu mindern, können Sie folgendes tun:

- Unterstützen Sie die Kontakte mit Freunden, indem Sie auch deren Bedürfnisse mit einbeziehen, z. B. durch gemeinsame Ausflüge, ein Eisessen im Sommer, einen Kinobesuch oder andere »Attraktionen«.
- Der Umgang mit Behinderung ist erlernbar. Sie und Ihr Kind wissen am besten, was hilft. Sie beide sind jeweils der Fachmann. Helfen Sie anderen, ihre Unsicherheit zu verlieren. Ermutigen Sie die Freunde oder Bekannten zu fragen und sagen Sie ganz konkret, war Ihr Kind braucht bzw. was es behindert.
- Für Kinder und Jugendliche kann der Besuch eines oder mehrerer Vereine eine große Hilfe sein: Einerseits wird die Woche durch feste Termine strukturiert, andererseits sind damit regelmäßige Kontakte zu anderen gewährleistet. Je nach Fähigkeiten des Jugendlichen kann er entweder einfach am Vereinsleben teilhaben oder aber auch kleinere Ämter übernehmen.
  In größeren Orten findet man auch Selbsthilfegruppen für behinderte Jugendliche, denen sie sich anschließen können. Dazu gehören auch Sportgruppen für Behinderte.
  Gruppenstunden von verschiedenen Jugendorganisationen können ebenfalls genutzt werden.

Wenn die dauernde Betreuung des Kindes zu Hause nicht möglich ist

Die meisten Kinder werden zu Hause betreut. Es können sich jedoch Situationen entwickeln, aufgrund derer Ausschau nach anderen Möglichkeiten gehalten werden muß:

Kurzzeitheim für zeitlich begrenzte Aufenthalte

Ist ein Elternteil krank oder vorübergehend abwesend und kann er deshalb die Pflege des Kindes nicht übernehmen, ist für mehrere Wochen ein Aufenthalt in einem Kurzzeitheim möglich.

Internatsschule (siehe S. 167)
Berufsausbildung mit Internatsunterbringung (siehe S. 167)
Betreute Wohngemeinschaft

In größeren Orten bietet sich für ältere Jugendliche, die selbständiger wohnen möchten, ein Platz in einer betreuten Wohngemeinschaft an. Wo diese Möglichkeit nicht besteht, kann in Eigeninitiative unter Mithilfe des Landeswohlfahrtsverbandes und des Sozialamtes die Einrichtung einer Wohngemeinschaft angestrebt werden.

Ambulante Rehabilitation in einer Tagesstätte

Diese Form der Langzeitbetreuung ist im Entstehen begriffen. Die Jugendlichen werden morgens zur Tagesstätte gebracht. Dort werden sie tagsüber betreut und gefördert und kehren am Nachmittag in ihre Familien zurück.

Beschützende Werkstatt für Behinderte mit Wohnheim
(siehe S. 178)
Pflegeheim

In wenigen Einzelfällen ist es erforderlich, die Aufnahme in ein Pflegeheim zu prüfen. Dies trifft insbesondere dann zu, wenn ein erhöhter Pflegebedarf die häuslichen Möglichkeiten übersteigt.

Nach zehn Monaten Aufenthalt in der Rehabilitationsklinik zeigt Andreas nur noch kleine Fortschritte, so daß die Entlassung geplant wird. Kurze Strecken kann Andreas mit hinkendem Gang frei gehen, sonst benutzt er einen Rollstuhl. Nachts trägt Andreas wegen des Spitzfußes eine Schiene. Die spastische rechte Hand kann er als Haltehand einsetzen. Das Schreiben mit der linken Hand geht noch nicht so gut. Er leidet noch unter Sprachstörungen (mittelgradige Aphasie); Tempo, Merkfähigkeit, Konzentration und das Verständnis für Textaufgaben sind noch gestört. Er ist inzwischen wieder auf dem Wissensstand der 4. Grundschulklasse.

Andreas wird die 5. Klasse der Körperbehindertenschule im Hauptschulbereich besuchen. Wegen dieser Umschulung hadert er mit seinem Schicksal. Zweimal pro Woche ist Krankengymnastik und einmal Logopädie organisiert. In sechs Monaten soll Andreas zu einer Nachuntersuchung wieder in die Klinik aufgenommen werden.

Vorschulische, schulische und berufliche Rehabilitation

≡ Förderung von Kleinkindern und Vorschulkindern

Neben einer möglichen körperlichen Behinderung kann es infolge eines schweren Schädel-Hirn-Traumas zu einer mehr oder minder starken Beeinträchtigung der seelisch-geistigen Entwicklung des Kindes kommen. Deshalb bedarf die weitere Förderung der betroffenen Kinder nach der Klinikentlassung besonderer Aufmerksamkeit. Ziel dieser Förderung ist es, in einem ganzheitlichen, am einzelnen Kind ausgerichteten Prozeß die Fähigkeiten der Kinder zu entwickeln, zur Entfaltung ihrer Persönlichkeit und zu ihrer sozialen Eingliederung beizutragen.

Frühförderung

In den einzelnen Bundesländern gibt es verschiedene Organisationsformen der Frühförderung von entwicklungsauffälligen und behinderten Kindern. Hierzu gehören z. B. Sozialpädiatrische Zentren, Sonderpädagogische Beratungsstellen und Frühförderungsstellen. (Ein Verzeichnis der Einrichtungen und Stellen der Frühförderung erhalten Sie beim Bundesministerium für Arbeit und Soziales, Adresse auf S. 189.) Sie können fast immer damit rechnen, in Ihrer Region eine Frühfördereinrichtung zu finden, die Ihr Kind betreut und von der Sie selbst Anleitung und Beratung erfahren können. Ideal ist es natürlich, wenn diese Frühfördereinrichtungen mit den Therapeuten, die das Kind behandeln, eng zusammenarbeiten bzw. wenn in der Frühfördereinrichtung selbst die Therapie wie z. B. Krankengymnastik, Logopädie, Ergotherapie und Psychomotorik angeboten werden kann (Psychomotorik fördert die Entwicklung von Wahrnehmung, Bewegungsfähigkeit und sozialer Einordnung in einer an den kindlichen Bedürfnissen orientierten Weise).

Kindergarten

Wenn das Kind bereits im Kindergartenalter ist, sollte es nach Möglichkeit den örtlich zuständigen Kindergarten besuchen können. Falls Vorbehalte oder Unsicherheiten von seiten des Kindergartenpersonals bestehen, sollten Sie darum bitten, daß Ihr Kind zunächst versuchsweise am Nachmittag in den Kindergarten kommen kann. Erfahrungsgemäß lassen sich so häufig unbegründete Sorgen bei Erzieherinnen abbauen.

In manchen Fällen, besonders bei hohem Betreuungs- und Pflegebedarf, kann es – zumindest für die ersten Monate nach der Klinikentlassung – günstiger sein, das Kind in einem Sonderkindergarten weiter zu fördern. Hier werden auch oft die nötigen Therapien angeboten.

Wichtig ist bei allem engagierten Bemühen um die gezielte Therapie und Förderung, daß Ihr Kind wirklich Kind sein darf, daß ihm z. B. genügend Zeit zum Spielen und zum lustbetonten, zweckfreien Umgang mit seinen Eltern und anderen Familienmitgliedern bleibt. Halten Sie selbst immer wieder nach geeignetem Spielmaterial Ausschau. Ein Verzeichnis mit empfehlenswerten Spielzeug bekommen Sie beim Arbeitsausschuß Kinderspiel und Spielzeug e.V. Ulm. Beim Arbeitskreis für Jugendliteratur e.V., München können Sie die Broschüre »Das Bilderbuch« anfordern, die empfehlenswerte Bücher vorstellt. (Die Adressen finden Sie auf S. 189.)

Schulische Wiedereingliederung nach der Entlassung aus der Klinik

Erfahrungsgemäß ist nach der Entlassung aus der Klinik der Prozeß der Rehabilitation keineswegs abgeschlossen. Einen entscheidenden Faktor in diesem Prozeß stellt die schulische Wiedereingliederung dar. Von der Art und Qualität der schulischen Maßnahmen und Anforderungen wird das Selbstwertgefühl des Schülers und damit seine geistig-seelische und soziale Rehabilitation erheblich beeinflußt. Hier werden häufig Weichen für seine weitere Leistungs- und Sozialentwicklung und für die späteren beruflichen Möglichkeiten gestellt. Deshalb bedarf die schulische Wiedereingliederung nach einer Kopfverletzung einer gründlichen Vorbereitung und Begleitung.

Folgende schulische Möglichkeiten kommen nach der Entlassung aus der Klinik in Frage:

1. Hausunterricht;
2. stundenweise Teilnahme am Unterricht einer Regelschule;
3. volle Teilnahme am Unterricht der bisher besuchten Schule, evtl. mit speziellem Stützunterricht;
4. Schulwechsel an eine andere Regelschule mit geringeren theoretischen Anforderungen;
5. Besuch einer Sonderschule, evtl. mit Internatsunterbringung.

1. Hausunterricht

Hausunterricht empfehlen wir nur in besonders gelagerten Fällen. Er kann als Zwischenlösung in Frage kommen, wenn bei der Entlassung noch erhebliche Ausfälle im psychischen Leistungsbereich bestehen, z.B. Merk- und Konzentrationsstörungen, und/oder wenn noch ausgeprägte Verhaltensprobleme und eine schwere Beeinträchtigung der allgemeinen Belastbarkeit vorliegen. Hausunterricht kann auch dann sinnvoll sein, wenn noch so viele Therapien zu absolvieren sind, daß schon aus zeitlich-organisatorischen Gründen ein regulärer Schulbesuch ausscheidet.

Grundsätzlich sollte Hausunterricht jedoch nur als *Übergangslösung* betrachtet werden, da er nur einen Teil des schulischen Angebots abdecken kann, vor allem aber, weil er das Kind und den Jugendlichen *sozial isoliert*.

2. Stundenweise Teilnahme am Unterricht der Regelschule

Sind die Ausfälle im Leistungs- und Verhaltensbereich nicht zu gravierend, liegt aber noch eine Einschränkung der allgemeinen Belastbarkeit vor, kann vorübergehend eine stundenweise Teilnahme am Unterricht der bisher besuchten oder der nun vorgesehenen Schule erfolgen. Bewährt hat sich auch eine Kombination von Hausunterricht und gastweisem Schulbesuch in einzelnen Fächern.

3. Volle Teilnahme am Unterricht der bisher besuchten Schule, evtl. mit speziellem Stützunterricht

Kann das Kind einen vollen Schultag im wesentlichen durchhalten und liegen die sonstigen Lernvoraussetzungen hinreichend vor, so kann die volle Aufnahme in die bisher besuchte Schule vorgesehen werden. Da die Phase der Wieder-Erholung zu diesem Zeitpunkt meist noch nicht abgeschlossen ist und jede Überlastung und Überforderung vermieden werden muß, empfiehlt es sich in den meisten Fällen, den Schüler die zuletzt besuchte Klasse wiederholen zu lassen. In Einzelfällen kann es angezeigt sein, ihn eine Klasse tiefer wieder beginnen zu lassen.

Diese Entscheidung fällt Eltern wie Kindern verständlicherweise zunächst schwer. Nutzen Sie die Zeit in der Klinik, Ihre Bedenken vorzubringen. Holen Sie sich Rat und Argumente bei der Klinikschule. Wenn Sie selbst die Entscheidung innerlich nachvollziehen können, wird sich auch Ihr Kind damit leichter tun.

Manchmal ist es ratsam, die schulische Wiedereingliederung durch einen speziellen Einzelunterricht zu unterstützen, in dem der Schulstoff bearbeitet wird, der dem Schüler noch besondere Schwierigkeiten bereitet.

4. Schulwechsel auf eine andere Regelschule mit geringeren theoretischen Anforderungen

Bei Jugendlichen, die vor ihrem Unfall weiterführende Schulen besucht haben, kommt es immer wieder vor, daß sie zwar in der Lage sind, weiterhin eine Regelschule zu besuchen, daß aber ein Wechsel auf eine Schulart notwendig wird, die geringere theoretische Anforderungen stellt und mehr Lernhilfen gibt. Das bedeutet, daß ein Gymnasiast möglicherweise auf die

Realschule wechselt oder ein Realschüler auf die Hauptschule. In diesem Zusammenhang ist es wichtig zu betonen, daß damit ursprüngliche schulische Ziele nicht endgültig aufgegeben werden müssen, sondern später durchaus wieder erreichbar sein können. So kann ein auf die Hauptschule übergewechselter Realschüler nach einem erfolgreichen Schulabschluß auf einer Berufsfachschule doch noch zur mittleren Reife kommen.

Zwei wichtige Aspekte sind bei jeder Wiedereingliederung in eine Regelschule zu beachten:

a) Die Lehrer der aufnehmenden Schule müssen gründlich über die Situation des Schülern informiert werden. Für einen hilfreichen Umgang mit ihrem Schüler brauchen sie konkrete Hinweise.

b) Eine Überwachung des weiteren Schulverlaufs ist angezeigt. Nicht selten kommt ein Schüler mit den Einzelanforderungen an sich gut zurecht, gerät jedoch durch die Summe der schulischen Anforderungen in Schwierigkeiten. Hier sollte nach Möglichkeit ein Pädagoge als Lernberater unterstützend eingreifen, der den Schüler berät, wie er seine Arbeit sinnvoll organisiert, und der ihn im *rehabilitativen Einzelunterricht* fördert.

Der Lernberater hilft ihm z. B. herauszufinden,

– wann er am besten lernt;
– wieviel Zeit er für die Hausaufgaben einsetzen muß;
– in welcher Abfolge er für die verschiedenen Fächer lernt;
– wann er sinnvolle Pausen einplant;
– wie er mittelfristige Aufgaben sinnvoll verteilt;
– wie er die richtigen Schwerpunkte setzt, d. h. das Wesentliche vom Unwesentlichen unterscheidet;
– wie er wesentliche Inhalte am besten einprägt und
– wie er sinnvolle Wiederholungen plant.

Damit trägt der Lernberater dazu bei, daß der Schüler auch zu den nötigen Erfolgserlebnissen kommt. Diese sind für seine Motivation und die Stärkung seines Selbstwertgefühls sehr wichtig. In jedem Fall muß natürlich auch darauf geachtet werden, daß dem Schüler noch genügend Zeit für Erholung und altersgemäße Freizeitaktivität bleibt.

Gibt es Anzeichen für soziale Einordnungsprobleme und Rückzugstendenzen, so muß auch hier rechtzeitig für flankierende Maßnahmen gesorgt werden, z. B. indem eine **psychologische Betreuung** eingeleitet wird, die die Behinderungsverarbeitung unterstützt und die soziale Kompetenz fördert.

Nadine, 16 Jahre, litt nach ihrem Schädel-Hirn-Trauma unter ihrer Merkfähigkeitsstörung und ihrer Verlangsamung. Sie dachte in gröberen Kategorien als vorher, und mit dieser vergröberten Brille betrachtete sie sich nun selbst: Ihre Leistungen verglich sie mit dem Zustand vor dem Unfall. Fortschritte, die sie durchaus machte, waren im Vergleich zu vorher »nichts«.

Sie begann zu glauben, »nichts« mehr zu können. Weil sie sich nichts mehr zutraute, gab sie schnell auf. Weil sie schnell aufgab, hatte sie weniger Chancen, erfolgreich zu sein. Damit verstärkte sich ihr Gefühl, nichts zu können. Der Teufelskreis war geschlossen.

Weil sie meinte, nichts zu können, meinte sie auch, sie sei nichts wert, und keiner könne sie leiden. Sie fand sich häßlich, verhängte mit ihren Haaren ihr Gesicht und senkte den Kopf, so daß man ihr Gesicht nicht sehen konnte. Gleichzeitig sah sie damit auch nicht, wenn sie von anderen beachtet wurde. Da sie dies nicht sah, verstärkte sich ihr Eindruck: »Keiner beachtet mich, also mag mich keiner, und ich bin nichts wert.« Kritik an ihr zählte doppelt. Lob und Anerkennung ihrer Person wertete sie ab: »Das kann doch jeder!« oder »Das sagt der doch nur aus Mitleid«. So machte sie sich gegen jede Ermutigung immun. Sie zog sich immer mehr von den Kontakten zurück, fühlte sich einsam und verlassen und bestätigt, ein nicht liebenswertes Nichts zu sein.

Nadine mußte in der Psychotherapie lernen, sich mit anderen Augen zu sehen und mit anderen Maßstäben zu messen. Dies hieß auch, sich mit ihrer Behinderung und ihren veränderten Möglichkeiten auseinanderzusetzen. Sie mußte lernen, sich in einem fairen Wettbewerb mit sich selbst neu zu motivieren. Es dauerte ungefähr ein, zwei Jahre, bis Nadine Erfolge bei sich definieren und stehen lassen konnte. In dem gleichen Maße, indem sie dies konnte, stieg ihr Leistungsvermögen. Aus dem Teufelskreis wurde ein positiver Prozeß.

5. Besuch einer Sonderschule, evtl. mit Internatsunterbringung

Auch wenn alle Beteiligten grundsätzlich eine Rückkehr des Kindes in die vor dem Unfall besuchte Schule oder zumindest in eine Regelschule anstreben werden, so ist dies doch nach schwerem Schädel-Hirn-Trauma in vielen Fällen nicht mehr möglich bzw. wird nur zum Schaden des Kindes erzwungen. Aufgrund unserer Erfahrungen in unserer Rehabilitationsklinik gehen wir davon aus, daß etwa die Häfte der Kinder und Jugendlichen mit einer schweren Hirnschädigung (Stufe V–VI, siehe auch S. 31) nach der

Entlassung aus der Klinik auf die besondere Förderung in einer Sonderschule angewiesen sind.

Die Aufnahme in eine Sonderschule ist angezeigt, wenn folgende Beeinträchtigungen vorliegen:

– schwere motorische Störungen, vor allem Störungen der Schreibmotorik;
– erhebliche intellektuelle Einschränkungen;
– Aphasie;
– erhebliche Wahrnehmungsstörungen;
– starke Störungen der Merkfähigkeit;
– mangelnde Konzentrationsfähigkeit;
– allgemeine Verlangsamung;
– mangelnde Belastbarkeit;
– erhebliche Verhaltensauffälligkeiten.

In diesem Zusammenhang ist zu erwähnen, daß sogenannte leichte Restschäden (z. B. Restaphasie, leichte Merkfähigkeitsstörungen) leicht unterschätzt oder manchmal sogar übersehen werden.

Von den zehn verschiedenen Sonderschultypen kommt in erster Linie **die Schule für Körperbehinderte** in Frage, auch wenn keine ausgeprägte motorische Behinderung mehr vorliegt. Was spricht für diesen Sonderschultyp?

– In der Körperbehindertenschule (KB-Schule) werden verschiedene Bildungsgänge unseres Schulsystems und entsprechende Abschlüsse angeboten. In den meisten KB-Schulen ist zumindest ein Hauptschulabschluß möglich. Einige Heimsonderschulen bieten auch weiterführende Schularten an, wie z. B. Realschule, Gymnasium, Berufsvorbereitungsjahr, Wirtschaftsschule, Wirtschaftsgymnasium. Ein Wechsel innerhalb der Schulabteilungen ist dabei leicht möglich.
– In einer Klasse sind in der Regel höchstens zehn Schüler; dadurch ergeben sich mehr Möglichkeiten für die Individualisierung der Lernanforderungen und Lernverfahren.
– In den meisten Körperbehindertenschulen können die notwendigen Therapien als Teil des gesamten Förderkonzepts angeboten werden.
– Bei der Unterrichtsgestaltung kann auf die eingeschränkte Belastbarkeit des Schülers Rücksicht genommen werden.
– Vielfältige technische Hilfen kommen zum Einsatz.
– Das Klassenlehrersystem herrscht vor, der Schüler hat dadurch Bezugspersonen, die ihn gut kennen. Es entsteht für ihn mehr Sicherheit und Geborgenheit.

- Die Lehrkräfte an der Schule für Körperbehinderte sind in der Regel sonderpädagogisch ausgebildet und haben Erfahrung in der Arbeit mit hirngeschädigten Kindern.
- In manchen Schulen gehören Sozialarbeiter, Psychologen und Ärzte zum Team.
- Durch die Organisationsform als Ganztagsschule kann den individuellen Gegebenheiten in unterrichtlichen und außerunterrichtlichen Aktivitäten mehr Rechnung getragen werden, vor allem können Sozialisationsprozesse nachhaltig gefördert werden.
- Die Ganztagsschule entlastet das Elternhaus und verbessert dadurch die Möglichkeit, Probleme zu lösen, die sich aus der Behinderung des Kindes für die Familie ergeben.

Auch wenn die Schule für Körperbehinderte im allgemeinen die angemessenste sonderpädagogische Weiterförderung gewährleistet, können im Einzelfall durchaus andere Sonderschultypen in Frage kommen, z. B. die Sprachheilschule oder die Schule für Lernbehinderte. In der Praxis kommt es auch immer wieder vor, daß zwar eine Schule für Körperbehinderte am günstigsten wäre, die Aufnahme dort jedoch mit überlangen Fahrzeiten oder mit Internatsaufnahme verbunden wäre, so daß es letztendlich sinnvoller ist, in einer wohnortsnahen Sonderschule anderen Typs eine möglichst tragfähige Lösung zu finden.

In manchen Fällen kann auch eine Aufnahme in eine **Heimsonderschule** erforderlich sein. Indikationen dafür können folgende Feststellungen sein:

1. In der Wohnregion des Schülers gibt es keine Tagesschule für Körperbehinderte bzw. keine andere geeignete Sonderschule.
2. Die erreichbare Tagesschule für Körperbehinderte kann den entsprechenden Bildungsgang nicht anbieten.
3. Wegen der eingeschränkten körperlichen Belastbarkeit ist die tägliche Fahrt zur Schule unzumutbar.
4. Die erforderlichen medizinisch-therapeutischen Maßnahmen können sonst nicht zureichend oder nur stationär in einer Klinik geleistet werden.
5. Die Familie ist physisch und psychisch überlastet oder kann aus anderen Gründen die Pflege und Erziehung nicht leisten.
6. Die häusliche Umgebung bietet dem Jugendlichen zu wenig Möglichkeiten, offensichtlich vorhandene Fähigkeiten zu entwickeln und zu größerer Selbständigkeit zu gelangen.

Eine Einweisung in eine Sonderschule muß nicht bedeuten, daß ein Schüler dort seine ganze Schulzeit verbringt. In Einzelfällen kann es zu einer so weitgehenden Stabilisierung kommen, daß der Schulbesuch in der Regelschule fortgesetzt werden kann.

Andererseits gibt es auch den umgekehrten Fall, daß ein Schüler zwar zunächst die örtliche Regelschule schafft, dann aber auf die besonderen Möglichkeiten einer Schule für Körperbehinderte angewiesen ist, um einen intellektuell möglichen und sinnvollen höheren Abschluß oder eine spezifische vorberufliche Förderung zu erlangen.

Die Entscheidung über die Schulform

Um im Einzelfall entscheiden zu können, welche Form der schulischen Wiedereingliederung am förderlichsten ist, bedarf es einer gründlichen Abklärung der Situation des Schülers und seiner Familie sowie der schulischen Möglichkeiten, die vor Ort in Frage kommen:

Schulische Situation vor dem Unfall bzw. der Erkrankung?
– Einstellung zur Schule
– Bisherige Leistungsentwicklung
– Soziale Integration
– Besondere Interessen
– Lernschwierigkeiten
– Außerschulische Belastungen
– Schwerwiegende Vorerkrankungen

Aktuelle Leistungsmöglichkeiten?
– Feststellung des körperlichen und geistig-seelischen Zustandes
– Bewertung des bisherigen Rehabilitationsverlaufs
– Stand der Verarbeitung der Unfallfolgen
– Verlauf und Ergebnis des Klinikunterrichts
– Der Lernstand in den einzelnen Kernfächern
– Das Lernvermögen für neue Inhalte
– Die Ansprechbarkeit in der Gruppensituation
– Die Frustrationstoleranz
– Die allgemeine Belastbarkeit

Familiäre Situation?
– Wohnverhältnisse
– Arbeits- und Einkommenssituation
– Tragfähigkeit der Partnerschaft der Eltern
– Alleinerziehende Eltern
– Geschwisterkonstellation

– Erziehungsstil
– Verarbeitung des Unfallgeschehens und der Folgen

Schulische Möglichkeiten vor Ort?

– Schulweg
– Größe der Schule
– Bauliche Gegebenheiten
– Klassengröße
– Zusammensetzung der Klasse
– Einstellung des Lehrers zu Schülerproblemen
– Möglichkeit zusätzlicher Förderung

Nach einer solchen gründlichen Bestandsaufnahme der verschiedenen Bedingungsfaktoren kann dann abgewogen werden, welcher schulischen Lösung der Vorzug zu geben ist und welche flankierenden Maßnahmen evtl. notwendig sind.

Auch bei einer qualifizierten Abklärung der Schulfrage ist nicht immer eine eindeutige Entscheidung möglich. In diesem Fall kann ein Versuch in der Regelschule unternommen werden, falls sich alle Beteiligten über den Versuchscharakter einig sind und eine gute Vorbereitung und Begleitung gesichert ist. Auf keinen Fall darf jedoch eine länger dauernde Überforderungssituation in Kauf genommen werden.

Darf das Kind am Sport(unterricht) teilnehmen?

Jedes Schulkind muß am Sportunterricht teilnehmen. Darüber hinaus sind viele Kinder in Sportvereinen aktiv. Nach einem schweren Schädel-Hirn-Trauma können jedoch verschiedene Beeinträchtigungen zurückbleiben, die eine Fortführung des Sports zunächst nicht erlauben.

Bei Wiedereingliederung nach dem Unfall in die Regelschule ist nach jedem schweren Schädel-Hirn-Trauma eine dreimonatige Sportbefreiung sinnvoll, da die Belastbarkeit des Kindes und des Jugendlichen noch allgemein herabgesetzt ist. Je nach subjektivem Befinden des Kindes und objektivem Eindruck des Arztes kann danach über eine Teilnahme am Schulsport entschieden werden.

Liegen noch Restsymptome einer spastischen Lähmung oder einer Ataxie vor, dann wird dem Kind freigestellt, am Unterricht ohne Benotung teilzunehmen. *Leistungssport* im Verein wird unserer Einstellung nach frühestens ein halbes bis ganzes Jahr nach Entlassung ärztlicherseits erlaubt.

Mußten in der Akutphase Teile des knöchernen Schädels entfernt werden, so daß nachträglich entweder eine Knochenlücke oder ein Zustand nach Wiederimplantation eines Knochen- oder eines Kunststoffdeckels besteht, dann sind jegliche Kopfsprünge ins Schwimmbecken (und zwar auch schon vom Einmeterbrett!) und Kopfbälle für mindestens ein Jahr streng verboten.

Beim Fahrradfahren muß immer ein Schutzhelm getragen werden. Bei epileptischen Anfällen, die medikamentös noch nicht voll unter Kontrolle sind, ist besonders beim Schwimmen darauf zu achten, daß jeder Patient eine eigene Aufsichtsperson hat.

Bei Eingliederung in eine Körperbehindertenschule findet das Kind bzw. der Jugendliche ein breites Sportangebot vor, welches von sonderpädagogisch ausgebildeten Sportlehrern beaufsichtigt wird. In der Regel sind die Sportlehrer mit neurologischen Krankheitsbildern vertraut und somit gewohnt, Körper- und Bewegungsstörungen individuell zu berücksichtigen und die verlangten Übungen darauf abzustimmen.

Jugendliche mit noch erheblicher Beeinträchtigung im motorischen Bereich können sich beim örtlichen *Behindertensport* über die bestehenden Möglichkeiten informieren. Welche Sportarten zum Beispiel bei posttraumatischer Epilepsie möglich sind, haben wir im Faltblatt »Sport bei Anfallskrankheiten« zusammengestellt (siehe S. 189).

═══ Die Rolle der Eltern: das richtige Maß finden

Für manche Eltern ist es sehr schwer zu akzeptieren, daß ihr Kind möglicherweise auf Dauer in seinen Leistungsmöglichkeiten deutlich eingeschränkt ist. Sie versuchen mit aller Anstrengung durch ein umfangreiches Therapie- und Förderprogramm den Ausgangszustand bei ihrem Kind wiederherzustellen. Dies führt zwangsläufig zu Überforderung beim Kind und zu immer neuen Enttäuschungen bei den Eltern. Das Kind reagiert auf diese Haltung seiner Eltern entweder durch verzweifelte Anstrengungen, die Anforderungen zu erfüllen, durch Aggressionen und Leistungsverweigerung oder aber durch Resignation und Depression. Die Situation kann für den Schüler so belastend werden, daß es zu suizidalen Tendenzen kommt.

Manchmal spielt bei dieser überfordernden Haltung der Eltern auch die Sorge um die berufliche Zukunft ihres Kindes eine große Rolle. Hier kann die Information über die verschiedenen Möglichkeiten beruflicher Ausbildung und Tätigkeit auch bei eingeschränkten Voraussetzungen eine Entlastung bringen.

Im Gegensatz zur eben skizzierten Reaktion neigen manche Eltern nach dem Schädel-Hirn-Trauma ihres Kindes zu einer überbeschützenden, allzu schonenden, unterfordernden Haltung. Altersgemäße Tätigkeiten, die dem Kind ohne weiteres möglich wären, werden aus übergroßer Sorge unterbunden, Erfahrungs-, Kontakt- und Bewährungsmöglichkeiten im Alltag eingeschränkt. Zweifellos behindert diese Verwöhnungshaltung eine angemessene Weiterentwicklung im Leistungs- und Verhaltensbereich und verstärkt somit die hirnorganisch bedingten Einschränkungen.

Vielen Eltern gelingt es jedoch auch, eine realitätsgerechte Haltung zu den Folgen des Schädel-Hirn-Traumas bei ihren Kindern zu entwickeln. Sicherlich ist die Chance dazu um so höher, je besser die Eltern informiert sind und je mehr sie Gelegenheit haben, sich über alle Probleme im Zusammenhang mit der neuen Situation immer wieder auszusprechen.

Kinder und Jugendliche müssen nach einem schweren Schädel-Hirn-Trauma lernen, sich in der neuen Situation zurechtzufinden, oft müssen sie eine neue Identität aufbauen. Der schulischen Rehabilitation kommt dabei ein hoher Stellenwert zu, beeinflußt die Schule doch einen Großteil des Lebens in dieser Altersphase. Deshalb ist die im jeweiligen Einzelfall angemessene Schulart sorgfältig abzuklären. Von der Qualität der schulischen Maßnahmen hängt wesentlich ab, wieviel Lebenschancen dem jungen Menschen trotz Einschränkungen verbleiben. Den Rehabilitationsfachkräften stellt sich die Aufgabe, die Schule und die Eltern bei ihrem Bemühen durch Information und Beratung zu unterstützen. Nur so kann vermieden werden, daß es neben den hirnorganisch bedingten Beeinträchtigungen zu erheblichen sekundären Folgeschäden kommt.

Allgemeine Grundsätze für die Förderung

Den Hirntraumatiker gibt es nicht. Nur eine differenzierte Einsicht in das Wesen der jeweils individuellen Störungen im Verhaltens- und Leistungsbereich ermöglicht einen angemessenen pädagogischen Umgang damit.

Liegt diese Einsicht nicht vor, kann es leicht zu Mißverständnissen kommen. Hat ein Schüler z. B. noch leichtere Einprägungs- oder Abrufprobleme, so kann er schnell den Eindruck erwecken, er habe nicht genügend gelernt, auch wenn er sich hinreichend vorbereitet hat.

Auch die häufig vorkommenden starken Leistungsschwankungen können eine gerechte Einschätzung des tatsächlichen persönlichen Einsatzes und der Leistung erschweren.

Im Alltag fast unauffällig wirkende Aphasiker können in Belastungssituationen deutliche sprachliche Minderleistungen zeigen.

Manche Schüler mit einem Schädel-Hirn-Trauma tendieren eher dazu, sich als faul beurteilen zu lassen, als kognitive Einschränkungen einzuräumen.

Jedes Kind hat seine Stärken.

Laufende Ermutigung und Bewußtmachung der Stärken bilden eine gute Basis, um bestehende Defizite im Leistungs- und Verhaltensbereich gemeinsam besser angehen zu können. Besonders gilt dies für solche Schüler, die ein so ausgeprägtes Störungsbewußtsein entwickelt haben, daß sie infolge des Verlustes natürlicher Unbefangenheit in Leistungssituationen schnell aufgeben oder hinter ihren tatsächlichen Möglichkeiten zurückbleiben.

Mehr Zeit bedeutet weniger Druck.

Kinder und Jugendliche mit einem Schädel-Hirn-Trauma können unter Zeitdruck häufig nicht ihre wahren Leistungsmöglichkeiten zeigen. Deshalb ist es erforderlich, bei Bedarf mehr Zeit zur Bewältigung von Aufgaben zu geben bzw. genügend Pausen einzulegen. In besonderen Fällen kann Prüfungszeitverlängerung beantragt werden.

Klare Darbietung fördert den Durchblick.

Eine klar strukturierte und sprachlich gut verständliche Darbietung sowohl bei mündlichen wie schriftlichen Informationen erleichtert die Aufnahme, das Verstehen und Behalten von neuem Stoff.

Schule ist nicht alles.

Die Schule bzw. schulische Leistung darf nicht überbewertet werden. Es ist für die weitere Rehabilitation von großer Bedeutung, Aktivitäten und Erfahrungen positiver Entfaltungs- und Leistungsmöglichkeiten auch außerhalb der Schule zu vermitteln und zu kultivieren.

Schule – und wie weiter?

In den letzten Klassen vor Abschluß der Schulzeit stellt sich für alle Schüler die Frage, welchen Beruf sie ergreifen können und wollen und in welcher Form die Ausbildung erfolgen soll.

Bei Schülern, die ein Schädel-Hirn-Trauma erlitten haben, ist der Einstieg in das berufliche Bildungswesen besonders sorgfältig und umfassend vorzubereiten. Deshalb sollte schon im vorletzten Schuljahr der Berufsberater für Behinderte in die Planung einbezogen werden, um einen möglichst nahtlosen Übergang von der Schule in das Berufsleben zu erreichen.

Bei Schülern, die nach dem Schädel-Hirn-Trauma eine Sonderschule besuchten, bieten sich in der Regel die besonderen Maßnahmen für Behinderte an. Aber auch für Abgänger der Regelschule kann es im Einzelfall günstiger sein, statt einer Ausbildung auf dem allgemeinen Arbeitsmarkt berufsvorbereitende und berufsbildende Maßnahmen in speziellen Einrichtungen in Anspruch zu nehmen.

Dies gilt etwa bei Jugendlichen, die infolge des Schädel-Hirn-Traumas noch Schwierigkeiten in den Bereichen Belastbarkeit, Tempo, Aufmerksamkeit, Merkfähigkeit und soziale Anpassung zeigen.

So können Sie die Berufswahl Ihres Kindes unterstützen:

– Achten Sie bewußt darauf, welche Interessen und Fähigkeiten Ihr Kind zeigt und fördern Sie diese.
– Beziehen Sie Ihr Kind bei häuslichen Arbeiten mit ein, z. B. beim Kochen oder bei Reparaturen am Fahrrad. Lassen Sie es dabei auch etwas alleine arbeiten. Bestätigen Sie es auch bei kleinen Erfolgen und ermutigen Sie es, wenn nicht alles gleich gelingt.
– Schauen Sie sich im Bekanntenkreis um, wo Ihr Kind ein sinnvolles Praktikum machen könnte, und besprechen Sie danach offen mit allen Beteiligten, welche Erfahrungen dabei gewonnen wurden.
– Besuchen Sie mit Ihrem Kind das Berufsinformationszentrum (BIZ) Ihres Arbeitsamtes. Dort erhält man eine erste Übersicht über in Frage kommende Berufe.
– Vermeiden Sie falschen Ergeiz bei der Berufswahl: Der Wert einer Arbeit ist nicht in erster Linie davon abhängig, wieviel Geld damit verdient wird.

≡ Berufliche Wiedereingliederung nach der Entlassung aus der Klinik

Viele der Jugendlichen und jungen Erwachsenen standen vor ihrem Unfall oder vor der Erkrankung in einem Ausbildungsverhältnis oder am Beginn ihrer Berufslaufbahn. Nach einer schweren Hirnverletzung kann in beruflicher Hinsicht oft nicht mehr oder nicht ohne Vorkehrungen an die Situation vor der Erkrankung angeknüpft werden. Folgende Möglichkeiten beruflicher Eingliederung kommen in Betracht:

1. Stufenweise Wiedereingliederung am alten Ausbildungs- bzw. Arbeitsplatz
2. Umschulung im bisherigen Betrieb oder in einem anderen Unternehmen der freien Wirtschaft oder eine Ausbildung in einer Berufsfachschule oder Fachschule
3. Ausbildung in einem Berufsbildungswerk
4. Umschulung in einem Berufsförderungswerk
5. Aufnahme in eine Werkstatt für Behinderte
6. Berufsvorbereitende Maßnahmen
   - Belastungserprobung
   - Berufstherapie
   - Förderungslehrgänge
   - Berufsvorbereitende Maßnahmen in schulischer Form
   - Berufsfindung und Arbeitserprobung

Als Ansprechpartner stehen Ihnen der behandelnde Arzt, der Sozialdienst in der Klinik und auch der Behinderten- bzw. Rehaberater des Arbeitsamtes zur Verfügung; bei der Wiedereingliederung am alten Ausbildungs- bzw. Arbeitsplatz natürlich auch der Arbeitgeber sowie die Krankenkasse.

1. Stufenweise Wiedereingliederung am alten Ausbildungs- bzw. Arbeitsplatz

Bei günstig verlaufender Wieder-Erholung der körperlichen und geistig-seelischen Funktionen kann eine Rückkehr an den alten Ausbildungs- bzw. Arbeitsplatz erwogen werden. In den meisten Fällen empfiehlt sich aus therapeutischen Gründen zunächst eine stufenweise Wiedereingliederung des Beschäftigten, um seine Leistungsfähigkeit zu erproben und zu trainieren.

Während dieser Maßnahmen gilt der Arbeitnehmer noch als arbeitsunfähig, d.h. er erhält weiterhin Krankengeld. Die schrittweise Arbeitsaufnahme erfolgt z.B. zunächst für die ersten drei Wochen mit vier

Stunden, danach mit sechs Stunden, bis schließlich die vollzeitige Arbeitsleistung möglich wird. Die stufenweise Wiedereingliederung dauert in der Regel zwischen sechs Wochen und sechs Monaten und muß ärztlich überwacht werden. Sie kann nur mit Zustimmung des Rehabilitanden und des Arbeitgebers durchgeführt werden. Die Organisation und Koordination der stufenweisen Wiedereingliederung übernimmt die Krankenkasse.

Bei Auszubildenden ist es oft sinnvoll, ein vor der Erkrankung bereits abgeschlossenes Lehrjahr zu wiederholen und damit die Chancen für einen erfolgreichen Abschluß der Ausbildung zu erhöhen. Für den Besuch der Berufsschule gelten die entsprechenden Angaben im Kapitel über die schulische Wiedereingliederung.

2. Umschulung im bisherigen Betrieb oder in einem anderen Unternehmen der freien Wirtschaft oder eine Ausbildung in einer Berufsfachschule oder Fachschule

Manchmal ist behinderungsbedingt die Ausübung der bisherigen Tätigkeit nicht mehr möglich. In diesem Fall muß zunächst geprüft werden, ob im bisherigen Betrieb oder in einem anderen Unternehmen ein anderer Ausbildungs- oder Arbeitsplatz in Frage kommt. Manchmal bietet sich auch eine Ausbildung in rein schulischer Form als Alternative an, z. B. in einer Berufsfachschule für Kinderpflege.

Sofern eine Ausbildung nicht mehr möglich ist, kann auch an eine Anlerntätigkeit gedacht werden.

Sven konnte nach seinem Unfall die Lehre als Elektroniker nicht mehr fortsetzen. Er arbeitet jetzt als Bürobote im alten Betrieb.

3. Ausbildung in einem Berufsbildungswerk

Kann ein Rehabilitand wegen der noch bestehenden Behinderungsfolgen keinen Arbeitsplatz mehr finden, ist aber grundsätzlich ausbildungsfähig, so kann er in einem Berufsbildungswerk (BBW) eine Ausbildung erhalten. (Ein Verzeichnis der Berufsbildungswerke erhalten Sie beim Bundesministerium für Arbeit und Sozialordnung, Adresse siehe S. 189.) Berufsbildungswerke sind überbetriebliche Ausbildungsstätten, in der Regel mit integrierter Berufsschule, die jungen Menschen mit Behinderungen offenstehen, die neben der Ausbildung auf medizinische, therapeutische, psychologische und sozialpädagogische Betreuung angewiesen sind. Wegen des großen Einzuggebiets sind Berufsbildungswerke mit Internaten verbunden. Die Ausbildung erfolgt in den staatlich anerkannten Berufen nach §25 des Berufsbildungsgesetzes bzw. der Handwerksordnung oder in speziellen Ausbildungsgängen nach §48 des Berufsbildungsgesetzes bzw. §42 der Handwerksordnung. Diese speziellen Ausbildungsgänge führen Behinderte, die mit einer Vollausbildung überfordert wären, dennoch zu einem staatlich anerkannten Berufsabschluß.

Die Ausbildung in einem Berufsbildungswerk dauert in den meisten Fällen 3 Jahre.

4. Umschulung in einem Berufsförderungswerk

Für Behinderte, die vor ihrem Unfall oder vor ihrer Erkrankung bereits eine Berufsausbildung abgeschlossen haben, besteht die Möglichkeit, in einem Berufsförderungswerk (BFW) in einer verkürzten Zeit umgeschult zu werden. Auch hier erfolgt eine ausbildungsbegleitende Förderung durch die oben genannten Fachdienste. Die verkürzte Ausbildungszeit und der damit verbundene Zeitdruck kann jedoch für den Rehabilitanden mit einem Schädel-Hirn-Trauma zum Problem werden. In entsprechenden Fällen sollte dann in Form einer Ausnahmeregelung die Ausbildung in einem Berufsbildungswerk angestrebt werden oder zumindest eine ausreichende Vorförderung erfolgen.

5. Aufnahme in eine Werkstatt für Behinderte

Wenn infolge der Schwere der Behinderung eine Ausbildung oder Arbeit weder in einem Berufsbildungswerk noch in einer betrieblichen Arbeitsstätte möglich ist, kann die Eingliederung ins Arbeitsleben im Rahmen einer Werkstatt für Behinderte erfolgen. Die Werkstätten verfügen über einen Eingangs- und Trainingsbereich, der in maximal zwei Jahren eine Tätigkeit im Arbeitsbereich der Werkstatt vorbereiten soll oder in Einzelfällen auch eine Eingliederung auf dem freien Arbeitsmarkt ermöglicht.

Werkstätten für Behinderte gibt es in jeder Region. Manchen Werkstätten ist ein Wohnheim angegliedert. Einschränkend muß festgestellt werden, daß nicht alle Werkstätten auf Menschen mit erheblicher körperlicher Beeinträchtigung eingestellt sind oder sich ihr Arbeitsangebot bisher überwiegend an den Möglichkeiten geistig behinderter Menschen orientiert.

6. Berufsvorbereitende Maßnahmen

Bei der Wieder-Erholung nach einem Schädel-Hirn-Trauma handelt es sich oft um einen langwierigen Prozeß. Deshalb müssen in vielen Fällen den bisher besprochenen Möglichkeiten beruflicher Eingliederung berufsvorbereitende Maßnahmen vorausgehen.

Noch während der stationären Rehabilitationsbehandlung kann eine berufliche Belastungserprobung sinnvoll sein. Diese erfolgt entweder in entsprechenden Abteilungen der Klinik selbst oder in einem geeigneten Betrieb am Ort bzw. im günstigsten Fall im bisherigen Betrieb. Dabei soll geklärt werden, ob die zeitliche Belastbarkeit und die Leistungsfähigkeit dem bisherigen oder angestrebten Beruf schon entsprechen.

In manchen Kliniken kann auch eine Arbeitstherapie in verschiedenen Berufsfeldern angeboten werden. Sie dient der Steigerung der Belastbarkeit, der Übung des Umgangs mit Werkzeug und Material und der Arbeitsgrundfähigkeiten wie Auffassungsgabe, Sorgfalt, Geschicklichkeit, Selbständigkeit usw. Oft ist aber eine weitere Klinikbehandlung nicht mehr erforderlich, gleichzeitig sind aber wegen der noch bestehenden Probleme (vor allem im Verhalten und im geistig-seelischen Bereich) längerfristige Übergangsmaßnahmen notwendig, bevor über die endgültige berufliche Wiedereingliederung entschieden werden kann.

In solchen Fällen kommen ausbildungsvorbereitende Bildungsmaßnahmen in Form von Förderlehrgängen (in der Zuständigkeit der Bundesanstalt für Arbeit) oder von einem schulischen Berufsvorbereitungsjahr (BVJ) oder einer Sonderberufsfachschule in Betracht (in der Zuständigkeit der Kultusministerien der Länder).

Bei den **Förderlehrgängen** sind drei verschiedene Typen möglich:

Typ 1 wendet sich an Jugendliche und junge Erwachsene, die wegen ihrer Lernschwierigkeiten noch nicht berufsreif sind. Der Lehrgang soll innerhalb eines Jahres die Ausbildungsfähigkeit entwickeln. Die Teilnehmer lernen während des ersten halben Jahres bis zu fünf Berufsfelder kennen. Das zweite Halbjahr dient dann der vertiefenden Arbeit in dem Berufsfeld, für das der Jugendliche die größte Eignung und Neigung gezeigt hat. Neben der Fachpraxis erfolgt auch eine fachtheoretische Unterweisung, die eine Verbesserung der bildungsmäßigen Voraussetzungen für den künftigen Berufsschulbesuch anstrebt.

Typ 2 wendet sich an einen Personenkreis, der einerseits mit dem Angebot der Werkstatt für Behinderte unterfordert wäre, aber andererseits voraussichtlich keine Berufsausbildung schaffen kann. Die Teilnehmer werden innerhalb eines Zeitraumes von bis zu zwei Jahren in verschiedenen Berufsbereichen auf eine direkte Arbeitsaufnahme vorbereitet. Bei besonders günstiger Entwicklung kann auch eine Berufsausbildung ermöglicht werden.

Typ 3: Dieser Lehrgang, der bis zu sechs Monaten dauert, wendet sich an Behinderte, deren Eignung und Neigung für ein Berufsfeld bereits geklärt ist, deren praktische und theoretische Voraussetzungen für die entsprechende Ausbildung jedoch noch stabilisiert und vertieft werden sollen.

Die Lehrgänge werden z. T. regional, z. T. auch überregional in Verbindung mit einer Internatsunterbringung angeboten. Für Behinderte mit entsprechendem Förderbedarf werden Förderlehrgänge auch in Berufsbildungswerken oder in manchen Rehabilitationskliniken durchgeführt.

Das Berufsvorbereitungsjahr (BVJ)

Das BVJ ist als einjährige Vollzeitschule konzipiert und wird von verschiedenen Berufsschulen angeboten. Es hat zum Ziel, die Berufsfindung und Berufsvorbereitung zu unterstützen. Dazu erhalten die Schüler die Möglichkeit, bis zu drei verschiedene Berufsfelder in Theorie und Praxis kennenzulernen. Neben der Vermittlung von beruflichem Grundwissen und von berufspraktischen Fähigkeiten und Fertigkeiten erhalten die Schüler auch allgemeinbildenden Unterricht, so daß nach dem erfolgreichen Besuch des BVJ in den meisten Bundesländern auch ein dem Hauptschulabschluß entsprechender Bildungsstand bescheinigt werden kann. Dies ist für die Schüler interessant, die bisher noch keinen Hauptschulabschluß erwerben konnten. Für Rehabilitanden, die unter den Folgen eines SHT leiden, reichen in der Regel die Möglichkeiten des allgemeinen Berufsvorbereitungsjahres nicht aus. Für sie bietet sich das BVJ in einer Schule für Körperbehinderte an, das z. T. auch als zweijährige Maßnahme durchgeführt wird. In diesen Sonderformen des Berufsvorbereitungsjahres wird individuell auf die Probleme von behinderten Jugendlichen in Bezug auf die berufliche und gesellschaftliche Eingliederung eingegangen. Notwendige therapeutische Maßnahmen wie z. B. Krankengymnastik, Ergotherapie, Sprachtherapie, psychologische Betreuung sind Teil des Förderkonzeptes.

Die Sonderberufsfachschule

Zu den vorberuflichen Fördermöglichkeiten in schulischer Form gehören auch die ein- bis zweijährigen Sonderberufsfachschulen. Sie bereiten – bezogen auf ein Berufsfeld – auf eine anschließende Berufsausbildung oder Arbeitsaufnahme vor. Eignung und Neigung für ein bestimmtes Berufsfeld müssen deshalb vorher festgestellt werden. Welche Maßnahme im Einzelfall in Frage kommt, wird bei Auszubildenden immer mit dem Berufsberater für Behinderte des zuständigen Arbeitsamtes abgeklärt.

Der Berufsberater für Behinderte

Die berufliche Eingliederung behinderter oder gesundheitlich beeinträchtigter Jugendlicher setzt besondere Kenntnisse und Erfahrungen des Berufsberaters voraus. Deshalb sind bei den Arbeitsämtern speziell ausgebildete Berater tätig, die für die Berufsorientierung, die Beratung im Einzelfall, die Vermittlung von berufsvorbereitenden Maßnahmen und Ausbildungsstellen und für die finanzielle Förderung von Maßnahmen zur beruflichen Rehabilitation sorgen. (Für Rehabilitanden, die bereits eine Ausbildung abgeschlossen hatten, ist der Rehaberater des Arbeitsamtes zuständig.) Die Berufsberater werden bei Bedarf durch weitere Fachdienste des Arbeitsamtes unterstützt. Diese sind der Ärztliche Dienst, der Psychologische Dienst und der Technische Berater. Wenn auch nach Einschaltung der Fachdienste noch keine hinreichenden Erkenntnisse für die weitere Planung berufsvorbereitender bzw. beruflicher Maßnahmen vorliegen, kann der Behindertenberater zur Klärung eine Maßnahme der Berufsfindung (BF) oder Arbeitserprobung (AP) einleiten.

Diese Maßnahmen werden hauptsächlich in Berufsbildungswerken durchgeführt.

Die **Berufsfindung** könnte man als eine Art *Schnupperlehre* in verschiedenen Berufsfeldern (z. B. Holztechnik, Metalltechnik, Elektrotechnik, Bautechnik, Wirtschaft und Verwaltung) bezeichnen. Dabei sollen in einem Zeitraum von bis zu drei Monaten Erfahrungen gesammelt werden, die dabei helfen, eine begründete Berufswahl zu treffen oder zu klären, welche Maßnahmen vor einer Ausbildung noch erforderlich sind.

Bei der **Arbeitserprobung** steht der gewünschte Berufsbereich bereits fest. Während der Erprobung, die bis zu einem Monat dauern kann, soll aber noch geklärt werden, ob persönliche Voraussetzungen des Rehabilitanden und die konkreten Berufsanforderungen im notwendigen Maß übereinstimmen.

Selbstverständlich ist es für eine qualifizierte Beratung eines Jugendlichen mit einem Schädel-Hirn-Trauma unerläßlich, daß dem Behindertenberater alle berufsrelevanten Informationen aus dem bisherigen Rehabilitationsprozeß zur Verfügung gestellt werden. Am besten ist eine gemeinsame Beratung mit Mitarbeitern der behandelnden Klinik. An dieser Beratung sollten nach Möglichkeit auch die Eltern oder andere wichtige Bezugspersonen des jugendlichen Rehabilitanden teilnehmen.

Erleichterungen und Hilfen im sozial-rechtlichen Bereich

≡ Noch während des stationären Aufenthaltes

- Fragen Sie die Krankenkasse bzw. den Kostenträger, ob sie die Kosten für die Besuchsfahrten übernehmen.
- Beantragen Sie die Übernahme der Kosten für eine Wohnmöglichkeit in Kliniknähe während der Eingewöhnungszeit des Kindes auf Station.
- Fragen Sie – besonders wenn Ihr Kind noch sehr klein ist –, ob Rooming-in im Krankenhaus (Mitaufnahme eines Elternteils im Patientenzimmer) möglich ist.
- Führen Sie Buch über Besuchsfahrten, die die Krankenkasse nicht übernimmt, um sie später als außergewöhnliche Belastungen beim Lohnsteuerausgleich geltend zu machen.
- Stellen Sie beim Straßenverkehrsamt einen Antrag auf Parkerleichterung (unter Vorlage von ärztlicher Bescheinigung oder des Behindertenausweises).

≡ Vor der Entlassung aus stationärer Behandlung

Es empfiehlt sich, den zuständigen Sozialarbeiter um Auskunft, Beratung und Hilfe zu bitten.

Sollten nach dem Trauma dauerhafte Störungen zurückbleiben, muß die Frage eines **Schwerbehindertenausweises** geklärt werden. Liegt wirklich eine länger anhaltende Behinderung vor, kann ein Antrag beim zuständigen Versorgungsamt gestellt werden. Dabei sind weitere Details zu klären:

- Ist eine Begleitperson erforderlich?
- Besteht eine (außergewöhnliche) Gehbehinderung?
- Besteht Hilflosigkeit?
- Wie hoch wird der Grad der Behinderung ärztlicherseits eingeschätzt?

Wichtige Merkzeichen des Ausweises:
- G (gehbehindert)
- H (hilflos)

- Bl (blind)
- RF (Radio-Rundfunkgebühren- und Telefon-Gebühren-Ermäßigung)
- B (Begleitperson)
- aG (außergewöhnliche Gehbehinderung)
  Für Seh- und Hörbehinderte gelten Sonderregeln.

Besteht **Pflegebedürftigkeit** des Kindes oder des Jugendlichen nach der neuen Pflegeversicherung? In diesem Falle muß bei der zuständigen *Pflegekasse / Krankenkasse* ein Antrag auf *Pflegegeld* festgestellt werden.

- Den Grad der Pflegebedürftigkeit stellt der Arzt anhand von Befunden fest.
- Nach Vollendung des 1. Lebensjahres wird zwischen *erheblicher* oder *schwerer Pflegebedürftigkeit* oder *Schwerstpflegebedürftigkeit* unterschieden:
1. **Erheblich Pflegebedürftige** (Pflegestufe I) sind Personen, die bei der Körperpflege, der Ernährung oder der Mobilität für wenigstens zwei Verrichtungen aus einem oder mehreren Bereichen mindestens einmal täglich der Hilfe bedürfen und zusätzlich mehrfach in der Woche Hilfen bei der hauswirtschaftlichen Versorgung benötigen.
2. **Schwerpflegebedürftige** (Pflegestufe II) sind Personen, die bei der Körperpflege, bei der Ernährung oder der Mobilität mindestens dreimal täglich zu verschiedenen Tageszeiten der Hilfe bedürfen und zusätzlich mehrfach in der Woche Hilfen bei der hauswirtschaftlichen Versorgung benötigen.
3. **Schwerstpflegebedürftige** (Pflegestufe III) sind Personen, die bei der Körperpflege, der Ernährung oder der Mobilität täglich rund um die Uhr, auch nachts, der Hilfe bedürfen und zusätzlich mehrfach in der Woche Hilfen bei der hauswirtschaftlichen Versorgung benötigen.

- Kann die Pflege von den Angehörigen übernommen werden?
- Sind ambulante pflegerische Hilfen notwendig?
- Bei Schwerstpflegebedürftigkeit kann ein Zivildienstleistender oder eine andere Pflegekraft für die Betreuung des Kindes oder Jugendlichen beantragt werden, z. B. bei der Arbeiterwohlfahrt, bei der ISB (Individualhilfe für Schwerbehinderte), beim paritätischen Wohlfahrtsverband o. a. Die Finanzierung muß vorher geklärt werden. Die Entlohnung der Pflegekraft erfolgt über das Pflegegeld.

Sind Störungen auf einen **Tumor** oder die damit zusammenhängenden Komplikationen zurückzuführen, kann nach der Beendigung der stationären Behandlung ein Heilverfahren beansprucht werden.

Steuervergünstigungen können beim Finanzamt mit der Lohn- bzw. Einkommenssteuererklärung beantragt werden.

– Bei einem Grad der Behinderung ab 50 % kann ein Pauschalbetrag für Mehraufwendungen angesetzt werden.
– Bei Gehbehinderung ist entsprechend dem Grad der Behinderung eine Ermäßigung der Kraftfahrzeugsteuer möglich.
– Auch die Kraftfahrzeugversicherung gewährt einen Nachlaß (Antrag bei der Pkw-Haftpflichtgesellschaft).
– Kilometergeld für Besuchsfahrten, die die Krankenkasse nicht ersetzt, können als außergewöhnliche Belastungen abgesetzt werden.
– Unter bestimmten Bedingungen kann auch eine Hilfe im Haushalt steuerlich abgesetzt werden. Ein Steuermerkblatt erhalten Sie beim Bundesverband für Körperbehinderte, Adresse siehe S. 189.

Für **besonders bedürftige Kinder** kann beim Sozialamt auch ein Kleidergeld wegen vermehrtem Verschleiß beantragt werden. Die Frage des Wohngeldes wird mit der Lohngeldstelle beim Amt für Wohnungswesen am Heimatort geklärt.

Hilfsmittel müssen von der Krankenkasse nach ärztlicher Verordnung bewilligt werden: Lifter, Badehilfe, Toilettenstuhl u. a. m.

Bei **Patienten mit lebensgefährlichen Risiken** (z. B. Erstickungsanfällen oder Serien von Krampfanfällen), die auf rasche Hilfe angewiesen sein könnten, wird ein Teil der *Telefon-Grundgebühren* erlassen.

Bei Jugendlichen, die aufgrund der Schwere ihrer Behinderung **am öffentlichen Leben nicht teilnehmen können,** kann eine Befreiung von der Rundfunk- und Fernsehgebühr beantragt werden. Diese Möglichkeit zur Kostenbefreiung ist allerdings abhängig vom Einkommen der Eltern.

Sind **häusliche Umbauten** notwendig, wie z. B. eine Rollstuhlrampe, kann beim örtlichen Sozialamt ein Antrag auf finanzielle Unterstützung gestellt werden.

Bei **schwerer Sprach- und Sprechstörung** ist die Verordnung eines geeigneten Sprachcomputers für den häuslichen Bereich über die Krankenkasse möglich. Wird ein Computer auch in der Schule bzw. Ausbildung nötig, erfolgt die Beantragung beim Landeswohlfahrtsverband (überörtlicher Sozialhilfeträger) oder bei der Arbeitsverwaltung.

Versicherungsangelegenheiten

– Bei einer abschließenden Begutachtung müssen *alle* Aspekte berücksichtigt werden, vor allem auch die neuropsychologischen Ausfälle und Störungen.

– Sind Kinder auf dem *Schulweg* verunfallt, tritt der Gemeindeun-
   fallversicherungsverband (GUV) als Kostenträger auf. Bei Auszubildenden und Berufstätigen ist der BAGUV der entsprechende Kostenträger. In der Regel berät die entsprechende Versicherung Kind
   und Familie durch einen Rehabilitationsbeauftragten.
– Bietet die Versicherung eine Abfindung an, muß zumindest auf einen Ausschluß von Spätrisiken (z. B. posttraumatische Epilepsie)
   geachtet werden.
– Die Frage Schmerzensgeld und/oder Teilberentung und Abfindun-
   gen sollte stets mit einem Rechtsanwalt besprochen werden.

Wiedereingliederung im Betrieb
– Stand der Jugendliche in einem Ausbildungsverhältnis, so ist eine
   Belastungserprobung im alten Betrieb bei Fortzahlung des Kran-
   kengeldes möglich.
– Das Arbeitsamt bietet dem Arbeitgeber *Eingliederungshilfe* an,
   wenn der Jugendliche noch keine volle Leistung erbringen kann.
– Es besteht ferner die Möglichkeit, einen *Zuschuß für befristete Pro-
   bebeschäftigung* zu erhalten.
– Besondere Hilfsmittel und Einrichtungen am *Arbeitsplatz* werden
   vom Arbeitsamt übernommen.
– Sollte behinderungsbedingt der bisherige Arbeitsplatz nicht mehr
   ausgefüllt werden können, müssen zunächst die Arbeitsmöglich-
   keiten an anderen Arbeitsplätzen im Betrieb ausgelotet werden.
– Umschulungsmaßnahmen trägt das Arbeitsamt. *Förderlehrgänge*
   erleichtern die Rückkehr in ein Arbeitsverhältnis.
– Oft kann durch eine *Arbeitsbeschaffungsmaßnahme (ABM)* zunächst vorübergehend, häufig auch langfristig ein Arbeitsplatz gefunden werden.

Liegen nach dem Schädel-Hirn-Trauma ausgeprägte und vielfältige Einschränkungen vor, die jedoch eine Besserungstendenz zeigen, kann
zunächst eine **Rente auf Zeit** für zwei Jahre beantragt werden. Dies erfolgt
meist dann, wenn das Krankengeld der Krankenkasse ausläuft.

Die Teilnahme am **Behindertensport** kann auf Rezept durch den
Arzt verordnet werden.

Kann ein Volljähriger aufgrund körperlicher, seelischer oder geistiger Beeinträchtigung seine Angelegenheiten teilweise oder gar nicht besorgen, so ist beim Vormundschaftsgericht – nach dem neuen Betreuungsgesetz
– die Einrichtung einer Betreuung **(Vormund)** zu überlegen.

Fachkliniken für die neurologische Rehabilitation von Kindern und Jugendlichen

Krankenhaus Buch
Zepernicker Str. 6/Haus 412
13125 Berlin
Tel. 0 30/9 40 10

Rehabilitationszentrum
für Kinder und Jugendliche
Friedehorst
Rotdornallee 64
28717 Bremen
Tel. 04 21/6 38 11

Jugendwerk Gailingen e. V.
Kapellenstraße 31
78262 Gailingen
Tel. 0 77 34/93 90

Rehabilitationszentrum für
Kinder und Jugendliche
Edmundsthal-Siemerswalde
Johannes-Ritter-Str. 100
21502 Geesthacht
Tel. 0 41 52/17 10

Klinik Holthausen
– Klinik für Neurochirurgische
Rehabilitation –
Am Hagen 20
45527 Hattingen
Tel. 0 23 24/96 67 42

Fachkrankenhaus Neckargemünd
gGmbH
Abteilungen Kinderneurologie
und Orthopädie
Im Spitzerfeld 25
69151 Neckargemünd
Tel. 0 62 23/89 22 77 oder 89 23 20

Kinderzentrum Pelzerhaken
Wiesenstr. 30
23730 Neustadt
Tel. 0 45 61/7 10 90

Kinderklinik Schömberg
Römerweg 7
75328 Schömberg
Tel. 0 70 84/92 80

Rehabilitationszentrum für
schädelhirnverletzte Kinder
und onkologisch erkrankte
Kinder und Jugendliche
Dr.-Kremser-Str. 41
99755 Sülzhayn
Tel. 03 63 32/8 21 80

Kinderklinik Königsborn
Zimmerplatz 1
59425 Unna-Königsborn
Tel. 0 23 03/9 67 00

Behandlungszentrum
Vogtareuth
Krankenhausstr. 20
83569 Vogtareuth
Tel. 0 80 38/90 0

In Österreich und der Schweiz gibt es keine speziellen Rehabilitationskliniken für Kinder mit einem Schädel-Hirn-Trauma.

Adressen von Auskunfts- und Informationsstellen

Bundesarbeitsgemeinschaft
Hilfe für Behinderte e. V.
Kirchfeldstr. 149
40215 Düsseldorf
Tel. 02 11/3 10 06 – 0

Bundesarbeitsgemeinschaft
für Rehabilitation
Walter-Kolb-Str. 9 – 11
60594 Frankfurt

Bundesarbeitsgemeinschaft
Werkstätten für Behinderte
Sonnemannstr. 5
60314 Frankfurt
Tel. 0 69/43 99 05

Bundesverband für Rehabilitation
und Interessenvertretung e. V.
(früher BDH)
Humboldtstr. 32
53115 Bonn
Tel. 02 28/65 10 12

Bundesministerium für
Gesundheit, Referat
Öffentlichkeitsarbeit
53108 Bonn
Tel. 02 28/94 10

Bundesverband für die
Rehabilitation der Aphasiker e. V.
Oberthürstr. 11A
97070 Würzburg
Tel. 09 31/57 37 49
Fax 09 31/57 31 41

Bundesverband für Körper- und
Mehrfachbehinderte e. V.
Brehmstr. 5 – 7
40239 Düsseldorf
Tel. 02 11/62 66 51

Bundesverband Selbsthilfe
Körperbehinderter e. V.
Altkrautheimer Str. 17
74238 Krautheim
Tel. 0 62 94/68-0

CERES
Verein zur Hilfe für
Cerebralgeschädigte e. V.
Handschuhsheimer Landstraße 92
69121 Heidelberg
Tel. 0 62 21/47 52 85
und
Steinlachallee 14
72072 Tübingen
Tel. 0 70 71/7 13 32

Deutsche Epilepsievereinigung
Zillestr. 102
10585 Berlin
Tel. 0 30/3 42 44 14

Deutsche Interessengemeinschaft
für Verkehrsunfallopfer
Dignitas e. V.
Friedlandstr. 6
41747 Viersen
Tel. 0 21 62/2 00 32
und Sittarderstr. 35
41748 Viersen
(Büro)

Kuratorium ZNS
Rochusstr. 24
53123 Bonn
Tel. 02 28/97 84 50
(erteilt u. a. Auskunft über in Frage
kommende Rehabilitationseinrichtungen)

Schädel-Hirn-Patienten
in Not e.V.
Bayreuther Str. 33
92224 Amberg
Tel. 0 96 21/6 48 00

Stiftung Michael
Private Stiftung für Epilepsie-
kranke
Münzkamp 5
22339 Hamburg
Tel. 0 40/5 38 85 40
(Verzeichnis der Epilepsieambulan-
zen)

Informationsstelle für Österreich:
Dachverband der österreichischen
Selbsthilfegruppen
Figulystr. 4 a
A-4020 Linz
Tel. 0 04 37 32 – 66 34 21

Informationsstelle für die Schweiz:
Schweizerische Vereinigung
für hirnverletzte Menschen
Neuwiesenstr. 5
CH-8400 Winterthur
Tel. 00 49–52–2 03 26 26

Informationsschriften

*Verzeichnis der Berufsbildungs-
werke, Ratgeber für Behinderte,
Verzeichnis der Einrichtungen und
Stellen der Frühförderung (kostenlos):*

Bundesministerium für Arbeit und
Sozialordnung
Referat Öffentlichkeitsarbeit
Postfach 140 280
53107 Bonn
Tel.: 02 28/5 27 – 11 11

*Verzeichnis der Epilepsie-
ambulanzen (kostenlos):*
Stiftung Michael
Münzkamp 5
22339 Hamburg
Tel.: 0 40/5 38 85 40

*Verzeichnis »Kurzzeit-Unterbrin-
gungs-Einrichtungen«, DM 18,00,
von Leo Sparty, erschienen im:*
Reha-Verlag GmbH
Postfach 201 161
53141 Bonn
Tel.: 02 28/35 23 28
(vergriffen, Neuauflage Ende 1996)

*Faltblatt »Sport bei Anfallskrank-
heiten« (kostenlos):*
beim Hausarzt oder bei der Firma
Ciba-Geigy
79662 Wehr

*Verzeichnis über empfehlenswertes
Spielzeug, DM 14,80 + Porto:*
Arbeitsausschuß Kinderspiel und
Spielzeug e.V.
Geschäftsstelle Heimstr. 13
89073 Ulm
Tel.: 07 31/6 56 53

*Verzeichnis empfehlenswerter
Bilderbücher in der Broschüre »Das
Bilderbuch«, DM 14,00 + Porto:*
Arbeitskreis für Jugendliteratur
e.V.
Schlörstr. 10
80634 München

*Steuermerkblatt für Eltern mit be-
hinderten Kindern, DM 3,00 in
Briefmarken:*
Bundesverband für Körper- und
Mehrfachbehinderte e.V.
Brehmstr. 5 – 7
40239 Düsseldorf
Tel.: 02 11/62 66 51

Buch über Sprachstörungen:
Huber/Poeck/Springer, Ursachen
und Behandlung von Sprachstörungen (Aphasien) durch Schädigungen des zentralen Nervensystems
TRIAS Stuttgart, 1991, DM 19,80

GEO-Wissen
Gehirn. Gefühl. Gedanken
Nr. 1, 1987

Das Hirnwörterbuch –
Medizinische und neuropsychologische
Begriffe

Achillotenotomie
Durchtrennung und Verlänge-
rung der Achillessehne

Agnosie
ein Gegenstand wird nicht »erkannt«, obwohl man nicht blind
ist (visuelle Agnosie oder Seelen-
blindheit oder Objektagnosie),
obwohl man nicht taub ist (akustische Agnosie oder Seelentaub-
heit); man kann Körperteile
nicht richtig benennen (Körperagnosie) oder speziell die Finger
nicht unterscheiden (Fingeragnosie). Manche halten sich für
gesund, obwohl sie krank sind
(Anosognosie)

Agraphie
Beeinträchtigung oder vollständiger Verlust der Schreibfähigkeit

Aktionsmyoklonus
grobe Ausschläge bei Ziel-
bewegungen

akustische Stimulation
Anregung durch Klänge, Geräusche

Alexie
Beeinträchtigung oder vollständiger Verlust der Fähigkeit zu
lesen

Amnesie
zeitliche begrenzte Erinnerungslücke, entweder Ereignisse *nach*
dem Unfall, der Bewußtlosigkeit, der Krankheit, betreffend
(anterograde Amnesie) oder die
Ereignisse *vor* dem Unfall, der
Krankheit betreffend (retrograde Amnesie)

amnestische Aphasie
Wortfindungsstörung bei sonst
flüssiger Sprache

amnestisches Syndrom
schwere Form der Merkfähigkeitsstörung

Anarthrie
Sprechunfähigkeit, schwere
Form einer zentralen Bewegungsstörung der Organe, die
das Bilden von Lauten ermöglichen

Aneurysma
sackförmige Gefäßerweiterung,
häufig dünnwandig, kann deshalb leicht platzen, es kommt
dann zur Hirnblutung

Angiom
Blutschwamm, Gefäßgeschwulst

Anosmie
Verlust des Geruchssinns

Anosognosie
Nicht-Beachten bzw. Leugnen
von Krankheitssymptomen

Antiepileptika
Medikamente gegen epileptische
Anfälle

Antikonvulsiva
s. Antiepileptika

Apallisches Syndrom
Wachkoma; a-pallisch = ohne
Hirnmantel, ohne Großhirn,
d. h. ohne bewußte Steuerung

Aphasie
Alle Formen von Schwierigkeiten, Sprache zu bilden oder zu
verstehen, obwohl Ohren, Zunge
oder Mund, d. h. alle »Sprech-
werkzeuge« dazu in der Lage
wären (im Unterschied zur Dysarthrie, s. dort). Zu den verschiedenen Formen der Aphasie
s. auch unter globale, motorische, sensorische und amnestische Aphasie

Apraxie
Unfähigkeit, bestimmte Bewegungsabläufe auszuführen bzw.
eine Handlungskette richtig aufzubauen, obwohl keine Lähmungen oder andere Störungen der
Motorik vorliegen. Zu den verschiedenen Formen der Apraxie
s. u. ideomotorische, ideatorische
und konstruktive Apraxie

Arbeitsspeicher
s. Kurzzeitspeicher

Aspiration
Einatmen oder Einsaugen flüs-
siger oder fester Stoffe, meist
Nahrung, in die Luftwege

Assoziationsbahnen
Verbindungsleitungen zwischen
einzelnen Hirnregionen, mit Hilfe derer u. a. Vorstellungen aus-
gelöst werden

Ataktischer Gang
unsicherer, eckiger, schwankender Gang

Ataxie
Verwackelte oder verzitterte
Bewegungsabläufe. Das Zittern
und die Ungerichtetheit der
Bewegung wird meistens durch
eine Schädigung des Kleinhirns
verursacht, das für die Feinabstimmung der Bewegung zu-
ständig ist.

auditiv
das Hören betreffend; z. B. auditive Wahrnehmung: etwas, das
ich mit den Ohren wahrnehme

Aufmerksamkeit
Fähigkeit, seine Sinne auf eine
Tätigkeit zu richten und sich gegen störende Reize abzuschir-
men. S. a. unter selektive, geteilte und Daueraufmerksamkeit

Aura
(eigentlich Lüftchen) »Ahnung«,
»Vorgefühl«, selbsterlebter »Vorläufer« eines epileptischen An-
falls

Autotopagnosie
Schwierigkeit, bestimmte Körperteile auf Aufforderung hin zu
zeigen

Basalganglien
s. Hirnkerne und Stammganglien

Beschleunigungstrauma
Verletzung durch eine plötzliche Beschleunigung des Kopfes durch Schlag oder Stoß

Bewußtlosigkeit
Zustand allgemeiner Lähmung von Gehirnfunktionen, s. a. primäre und sekundäre Bewußtlosigkeit

Blasenkatheter
Ableitung des Urins durch die Harnröhre mittels eines Schlauches

Bobath-Methode
krankengymnastische Methode zur Behandlung von hirnorganisch bedingten Bewegungsstörungen. Eines ihrer Prinzipien ist, falsche (pathologische) Reflexe zu blockieren, um gesunde Bewegungsabläufe und eine normale Haltung aufbauen zu können

Bremstrauma
Verletzung durch plötzliches Abbremsen des Kopfes, z. B. Sturz mit Aufprall

Brücke
Teil des Hirnstamms, in dem Fasern des Kleinhirns münden

Commotio cerebri
s. Gehirnerschütterung

Computertomographie (CT)
Röntgenuntersuchung. Der Computer errechnet ein Schnitt-
bild in unterschiedlichen Grautönen: Feste Knochen sind weiß, Flüssigkeit schwarz usw. So kann der Kopf »scheibchenweise« gesehen werden

Contusio cerebri
s. Gehirnquetschung

Daueraufmerksamkeit
Fähigkeit, die Aufmerksamkeit über einen längeren Zeitraum auf eine Tätigkeit zu richten

deklaratives Gedächtnis
Gedächtnis für Ereignisse und Fakten

Dekubitus
Druckgeschwür

Diabetes insipidus
hormonelle Regulationsstörung im Hirnanhangsdrüsen-Zwischenhirn-System; mit vermehrtem Harnfluß und Durst

Diparese
Lähmung der Beine, s. auch Parese

Diplegie
vollständige Lähmung beider Beine, s. auch Plegie

Dornröschenschlafsyndrom
Phänomen bei manchen hirnverletzten Kindern; sie bleiben auch bei verbesserter Bewußtseinslage »lieber noch« im Schlaf und müssen wie Dornröschen behutsam aus diesem Zustand »erweckt« werden

Drucksonde
s. Hirndrucksonde

Durchgangssyndrom
Phase zwischen dem Erwachen aus der Bewußtlosigkeit und der Stabilisierungsphase

Dysarthrie
hirnorganisch bedingte Bewegungsstörung der Organe, die das Bilden von Lauten ermöglichen. Es kommt daher zu einer verwaschenen, meist langsamen Sprache. Das Sprachverständnis ist dabei erhalten (falls nicht zusätzlich eine Aphasie besteht, s. dort)

Dystonie
Bewegungsstörung, die sich in langsamen, schraubenden Bewegungen von Kopf, Rumpf und/oder Extremitäten äußert

Elektroenzephalographie (EEG)
Methode zur Messung von Hirnströmen, die Rückschlüsse über den Zustand des Gehirns zulassen

Embolie
Verstopfung eines Blutgefäßes durch einen angeschwemmten Thrombus (meist in Lunge, Herz oder Gehirn)

Emotion
Gefühl

Enzephalitis
Gehirnentzündung

epidurales Hämatom
Blutung zwischen Schädelinnenfläche und der Hirnhaut

Epilepsie
Anfallsleiden, das mit zerebralen Entladungen einhergeht, s. a. posttraumatische Epilepsie

episodisches Gedächtnis
Gedächtnis für persönliche Erlebnisse und Daten

evozierte Potentiale (VEP, AEP, SSEP)
Methode, um die Leitungsfähigkeit von Nervenbahnen zu überprüfen

Fallfuß
schlaff herabhängender Fuß nach peripher (s. dort) liegender Verletzung eines Nervs

Fallhand
schlaff herabhängende Hand nach peripher (s. dort) liegender Verletzung eines Nervs

Fazialisparese
Lähmung einer Gesichtshälfte durch die Verletzung des Gesichtsnervs (Fazialisnerv)

Figur-Grund-Wahrnehmung
Fähigkeit, Vordergrund vom Hintergrund zu unterscheiden

Fingeragnosie
Schwierigkeiten, auf Aufforderung hin entsprechende Finger zu zeigen

Fraktur
Knochenbruch

Frontalhirnschädigung
s. Stirnhirnschädigung

Frontallappen
s. Stirnlappen

GdB
Abkürzung für **G**rad **d**er **B**ehinderung

Gedächtnis/Altgedächtnis
Gedächtnis für alles, was *vor* dem Unfall/Erkrankung liegt (s. auch retrograde Amnesie)

Gehirnerschütterung
Zustand nach starker mechanischer Gewalteinwirkung auf den Kopf mit kurzer Bewußtlosigkeit *ohne* Dauerschäden (commotio cerebri)

Gehirnquetschung
Zustand nach schwerer mechanischer Gewalteinwirkung auf den Kopf, bei der es zu einer Verletzung der Hirnmasse kommt

Gesichtsapraxie
Form der ideomotorischen Apraxie (s. dort), bei der bestimmte Bewegungen im Gesicht nicht willkürlich ausgeführt werden können

Gesichtsfeldeinschränkung
Das Gesichtsfeld ist der Bereich, den beide Augen normalerweise überblicken. Nach dem Unfall/ Erkrankung kann dieser Bereich links oder rechts, oben oder unten, am Rande oder nur in der Mitte eingeschränkt sein

Gestalt-Wahrnehmung
Fähigkeit, unvollständig dargestellte Gegenstände als Ganzes zu erkennen

geteilte Aufmerksamkeit
Fähigkeit, die Aufmerksamkeit gleichzeitig auf verschiedene Tätigkeiten bzw. Reize zu richten

globale Aphasie
schwerste Form der Aphasie, bei der das Sprachverständnis unvollständig ist und die Sprachäußerungen sehr eingeschränkt sind

Grand-mal-Anfall
epileptischer Anfall, der mit Sturz, Zuckungen an beiden Armen und Beinen und tiefer Bewußtlosigkeit einhergeht

Graphomotorik
Bewegungen, die man zum Schreiben braucht

Großhirn
größter Teil unseres Gehirns, das u. a. unser Verhalten, Erleben und Denken steuert

Hämatom
Bluterguß; s. a. unter epiduralem und subduralem Hämatom

Halbseitenlähmung
Lähmung einer Körperhälfte (Hemiparese)

Handlungsplanung
s. Apraxie, konstruktive (Störung der Handlungsplanung)

Harnröhrenkatheter
s. Blasenkatheter

Hemianopsie
Einschränkung einer Hälfte des Gesichtsfeldes, s. Gesichtsfeldeinschränkung

Hemineglect
eine Hälfte des eigenen Körpers und/oder des Raumes wird nicht beachtet, ohne daß dies dem Patienten bewußt ist

Hemiparese
Lähmung einer Körperhälfte, s. a. Parese

Hemisphäre
Gehirnhälfte

Hinterhauptslappen
(Okzipitallappen) Gehirnteil im hinteren unteren Kopfbereich, u. a. wichtig für visuelle Wahrnehmungsleistungen

Hirnanhangsdrüse
Drüse im Zwischenhirn, die u. a. Hormone reguliert (Hypophyse)

Hirndruck
Druck im Kopfinneren

Hirndrucksonde
Gerät zur Messung des Hirndrucks

Hirnkammer
s. Ventrikel

Hirnkerne
(Basalganglien) Gruppe von Zellverbänden, wichtige Verbindungsstelle zwischen Großhirn (s. dort) und Zwischenhirn (s. dort)

Hirnödem
Anschwellung des Gehirns = Ansammlung von Flüssigkeit im Gehirngewebe

Hirnrinde
Schicht grauer Zellen, die wie ein gefaltetes Tuch das Gehirn überzieht

Hirnstamm
ältester Teil unseres Gehirns, enthält (über-)lebenswichtige Funktionen

Hydrozephalus
»Wasserkopf«, vermehrte Ansammlung von Nervenflüssigkeit in den Hirnkammern

Hyperventilation
Überatmung (verstärkte Atmung)

Hypophyse
s. Hirnanhangsdrüse

Hypoxie
Sauerstoffmangel in den Geweben

ideatorische Apraxie
die einzelnen Bewegungen werden zwar richtig ausgeführt, jedoch in eine falsche Reihenfolge gebracht. Allgemein wird darunter auch die Unfähigkeit verstanden, Gegenstände entsprechend ihrer Bedeutung zu gebrauchen

ideomotorische Apraxie
Unfähigkeit, eine bestimmte Bewegung oder Gestik auszuführen, wie z. B. »einen Vogel zeigen« oder pfeifen, einen Kußmund ziehen, die Nase rümpfen (Verlust des Schemas einer Bewegung)

Impressionsfraktur
Verletzung, bei der der Schädelknochen eingedrückt wurde

Inkontinenz
Unvermögen, Ausscheidungen
zu kontrollieren

intrakraniell
im Schädelinneren

Intubation
Einführung eines Schlauchs zur
Beatmung

Kernspintomographie
ähnlich wie CT (s. dort), nur ohne Röntgenstrahlen, sondern
mit starkem Magnetfeld und ge-
pulsten Radiowellen, s. NMR

Kinästhetik
unsere »Fühl- und Tast-Fähig-
keit«

Kleinhirn
liegt im hinteren unteren Schä-
delbereich, ist u. a. wichtig für
die Feinabstimmung aller willkürlichen und unwillkürlichen
Bewegungen

Körperagnosie
s. Agnosie

Körperschemastörung
Schwierigkeit, sich am eigenen
Körper zu orientieren oder Kör-
perteile zu erkennen

Kognition
Erkennen, s. kognitiv

kognitiv
Wahrnehmung und Denken betreffend, z. B. auch die Fähigkeit, Dinge zu erkennen (Wahrnehmung)

Koma
tiefe Bewußtlosigkeit

Koma-Remissions-Skala
Skala zur Messung der Fortschritte beim Prozeß des Erwachens aus dem Koma

Konstanz-Wahrnehmung
Fähigkeit, Dinge trotz veränder-
ter Beleuchtung, Lage und Entfernung wiederzuerkennen

konstruktive Apraxie
s. visuo-konstruktive Wahrnehmungsstörungen

Kontraktur
Einschränkung der Gelenkbeweglichkeit infolge von Muskel-
und Sehnenverkürzungen

Koordination
abgestimmtes Zusammenspiel
der Muskulatur für flüssige
Bewegungsabläufe

Kortex
s. Hirnrinde

Kurzzeitgedächtnis
(oder Kurzzeitspeicher) die Fähigkeit, sich für einen kurzen
Augenblick bis zu acht unterschiedliche Informationseinheiten zu merken

Langzeitgedächtnis
(oder Langzeitspeicher) Fähigkeit, Informationen längerfristig
zu behalten

Limbisches System
ein komplexes System von Hirnstrukturen im Inneren des
Schläfenlappens. Es ist u. a. an
der Entstehung gefühlsbetonter

Verhaltensweisen, an der Merkfähigkeit und am räumlichen Gedächtnis beteiligt

Liquor
Flüssigkeit

Liquor cerebrospinalis
Hirnwasser, befindet sich in den Hirnkammern (s. Ventrikeln) und zwischen den Hirnhäuten

Mark, verlängertes
Teil des Hirnstamms, der ins Rückenmark übergeht (Medulla oblongata)

Meningitis
Entzündung der Hirnhäute (und/oder Rückenmarkshüllen)

Mittelhirn
liegt in der Mitte von Zwischenhirn und Hirnstamm; kontrolliert u. a. die Muskelspannung

Monitor
Gerät zur Überwachung von Herzschlag und Atmung u. ä. m.

motorische Aphasie
auch expressive oder Broca-Aphasie genannt, nach dem französischen Arzt Paul Broca (1824–1880); erkennt man am unvollkommenen Satzbau (Agrammatismus). Kinder sprechen verlangsamt und mit großer Sprachanstrengung. Sprachverständnis besser als Sprechen

motorische Parese
Lähmung, z. B. Einschränkung aktiver Bewegungen

MRT
s. Nuclear-Magnetic-Resonanzverfahren

Mutismus
Schweigen, obwohl Sprechen organisch möglich wäre

Myoklonien
feine Muskelzuckungen, die mit Bewegungen einzelner Muskelgruppen einhergehen

Neglect
Vernachlässigung einer Raum- oder Körperhälfte, s. Wahrnehmungsstörungen

Neokortex
s. Großhirnrinde

Neologismen
Worte werden neu geschöpft und statt des Zielwortes benutzt

Neuropsychologie
die Psychologie, die den Zusammenhang zwischen Hirntätigkeit und Verhalten untersucht. Hierzu sind bestimmte Testverfahren entwickelt worden, die die Hirnschädigung im Verhalten bzw. der Leistung von Kindern, Jugendlichen oder Erwachsenen erkennen lassen. Unter *neuropsychologischer Testung* versteht man die Anwendung dieser Verfahren

Neuzeitgedächtnis
Gedächtnis für alles, was sich *nach* dem Unfall/Erkrankung ereignet hat, d. h. für das Neue (s. auch anterograde Amnesie)

Nuclear-Magnetic-Resonance-Verfahren (NMR)
englischer Begriff für Kernspin-Tomographie (s. dort) oder auch MRT, magnetische Resonanz Tomographie

Oberflächensensibilität
Wahrnehmung für Berührung, Temperatur, Druck und Schmerz über die Haut (s. a. Tiefensensibilität)

Okzipitallappen
s. Hinterhauptslappen

olfaktorische Stimulation
Anregung durch Geruchsreize

optische Stimulation
Anregung durch Licht- und Wahrnehmungsreize

Paraphasie
ein Wort oder ein Ausdruck, der »daneben« greift, s. a. phonematische und semantische Paraphasie

Paraplegie
vollständige Querschnittslähmung der Beine

Parese
unvollständige Lähmung, Ursache kann entweder *zentral,* d. h. im Zentralen Nervensystem (ZNS) liegen (meist spastische Lähmung) oder *peripher,* d. h. außerhalb vom Zentralen Nervensystem in dem Nerv liegen, der einen Muskel versorgt (schlaffe Lähmung) s. a. motorische Parese, Hemi-, Di- und Tetraparese

Parietallappen
s. Scheitellappen

PEG (perkutane endoskopische Gastrostomie)
Schlauchsystem, welches durch die Bauchdecke direkt in den Magen führt und der Ernährung dient. Ersatz für Nasensonde

peripher
in unserem thematischen Zusammenhang: außerhalb des Zentralnervensystems liegend

Peroneuslähmung
Lähmung des Fußhebernerves

phonematische Paraphasie
Lautverwechslungen, -auslassungen oder -umstellungen bei Aphasie

Phoniatrie
Stimm- und Lautbildung

Plegie
vollständige Lähmung von Körperteilen

Plexuslähmung
Lähmung des Nervennetzes der oberen oder unteren Extremität (Plexusparese)

PNF
Propriozeptive neurophysiologische Fazilitation; krankengymnastische Methode: Übung von Bewegungsabläufen unter besonderer Ausnutzung der körpereigenen Rückmeldung über Haltung, Stellung und Bewegung

Polytrauma
Mehrfachverletzung

Pons
s. Brücke

postkomatös
nach dem Koma, der Bewußtlosigkeit

posttraumatische Epilepsie
verletzungsbedingtes Anfallsleiden (epileptische Anfälle), die
Wochen, Monate oder Jahre
nach einer Hirnverletzung auftreten

posttraumatischer Mutismus
fehlendes Sprechen nach einer
Hirnschädigung, ohne daß eine
Aphasie oder Artikulationsstö-
rung vorliegt

posturaler Tonus
erforderlicher Spannungszustand der Muskulatur beim
Sitzen und Stehen

Praxie
Handlungs- oder Planungsfähig-
keit

primäre akustische Wahrnehmungsstörung
einfache Höraufgaben werden
nicht altersgemäß gelöst: z. B.
Töne unterscheiden

primäre Bewußtlosigkeit
tritt sofort im Anschluß an die
Verletzung auf

primäre visuelle Wahrnehmungsstörung
einfache Wahrnehmungsaufgaben werden nicht altersentspre-
chend gelöst

Prosopagnosie
Schwierigkeiten, Gesichter wiederzuerkennen oder voneinan-
der zu unterscheiden

prozedurales Gedächtnis
Gedächtnis für Funktionsab-
läufe

psychisches Tempo
Verarbeitungstempo

Psychomotorik
1. Gegenseitige Beeinflussung
von Körpermotorik und psychi-
schem Zustand, 2. spielerische
Gruppentherapie bei Bewe-
gungs- und Wahrnehmungsstörungen

Pushersyndrom
Tendenz bei Halbseitenlähmung, den Körper nach der eigenen »subjektiven Geraden« aus-
zurichten (Fallneigung)

Pyramidenbahnen
Motorische Hauptverbindungs-
bahnen (Nerven) von der Großhirnrinde über das Rückenmark
in die Körperperipherie. Die Störung dieses Systems kann eine
spastische Lähmung verursa-
chen.

Querschnittslähmung
Lähmung, die durch Verletzung
des Rückenmarks auftritt

räumliche Orientierungsstörungen
Schwierigkeiten, sich räumlich
zu orientieren, z. B. ein Zimmer
im Krankenhaus wiederzufinden bei sonst gutem Gedächtnis

Regression
  unbewußter seelischer Rückgriff
  auf frühere Verhaltens- und Er-
  lebensweisen

Restaphasie
  Restsymptome einer Aphasie
  (s. dort)

Rollator
  »Gehwagen«, Gestell mit Rä-
  dern, mit dessen Unterstützung
  man schrittweise gehen kann

Rooming-in
  Mitaufnahme eines Elternteils
  im Patientenzimmer

Rotation
  Drehung, z. B. des Rumpfes

Schädelbasisfraktur
  Bruch der Schädelknochen an
  der Schädelbasis

Schädelfraktur
  Bruch der Schädelknochen

Schädel-Hirn-Trauma (SHT)
  Verletzung des Schädels und des
  Gehirns durch Einwirkung äu-
  ßerer Gewalt

Scheitellappen
  s. Parietallappen, Gehirnteil im
  oberen hinteren Kopfbereich,
  der u. a. für unsere Körperempfindungen zuständig ist

Schläfenlappen
  s. Temporallappen, Hirnteil an
  beiden Kopfseiten, u. a. wichtig
  für Sprache (linke Seite) und
  Gedächtnis

sekundäre Bewußtlosigkeit
  tritt erst Minuten oder Stunden
  nach der Verletzung auf

selektive Aufmerksamkeit
  Fähigkeit, bei einer Anzahl ähnlicher Reize nur auf Reize mit
  bestimmten Merkmalen zu reagieren

semantische Paraphasie
  Wörter weichen mehr oder weniger von einem Zielwort ab

semantisches Gedächtnis
  Gedächtnis für allgemeines Wissen

sensorische Aphasie
  auch rezeptive Aphasie oder
  Wernicke-Aphasie genannt,
  nach dem deutschen Arzt Carl
  Wernicke (1848–1905); oft
  schwere Störungen des Sprachverständnisses; Kommunikation
  sehr stark eingeschränkt; Bildung von Worten, die ähnlich
  wie das Zielwort klingen oder etwas ähnliches bedeuten oder
  Bildung völlig neuer Worte

Sensorische Integration
  mit dieser Methode soll die Ver-
  knüpfung zwischen Sinnesrei-
  zen hergestellt, verbessert oder
  verdichtet werden. Ziel ist eine
  sichere, automatische Reizverar-
  beitung zwischen den einzelnen
  Sinneszentren (Vernetzung), um
  eine bessere Wahrnehmung, Informationsverarbeitung und ein
  koordinierteres Handeln zu erreichen

Shunt
  künstliche Verbindung zwischen
  zwei Flüssigkeitssystemen, z. B.
  zwischen Liquorsystem und

Blutsystem; z. B. *ventrikulo-peritonealer Shunt:* Verbindung zwischen Hirnkammern und Bauchraum

Spastik
gestörte, meist erhöhte Muskelspannung

Sprechapraxie
Form der ideomotorischen Apraxie (s. dort), bei der die Auswahl und zeitliche Aufeinanderfolge der Sprechbewegungen nicht gelingt (s. auch Aphasie)

Stammganglien
s. auch Basalganglien, Gruppe großer Hirnkerne

Stammhirn
s. Hirnstamm

Stimulation
Reizung, Anregung, s. auch akustische, optische, taktile, olfaktorische und vestibuläre Stimulation

Stirnhirnschädigung
Verletzung im Bereich des Stirnhirns, die zu Wesensänderungen führen kann

Stirnlappen
s. Frontallappen, großer Hirnteil hinter der Stirn, enthält u. a. ein motorisches Sprachzentrum, kontrolliert unser Verhalten und Impulse; Verletzungen in diesem Bereich können zu Wesensänderungen führen

Strabismus
Schielen

subdurales Hämatom
Blutung unterhalb der (harten) Hirnhaut

suprapubischer Katheter
Katheter, mit dessen Hilfe der Urin direkt durch die Bauchdecke abgeleitet wird

Synapse
Kontaktstelle zwischen zwei Nervenzellen

taktile Stimulation
Anregung durch Berührungsreize

Temporallappen
s. Schläfenlappen

Tetraparese
Lähmung von Armen und Beinen

Tetraplegie
vollständige Querschnittslähmung von Armen und Beinen

Thrombose
Blutgerinnselbildung in den Blutgefäßen mit Verstopfung des Gefäßes. Ein losgelöster Thrombus kann an anderer Stelle zur Embolie führen (Gefäßverschluß), s. Embolie

Tiefensensibilität
Wahrnehmung, in welcher Lage die Körperteile (zueinander) stehen; wichtig für die Bewegungskontrolle des Körpers

Tonus
Spannungszustand der Muskulatur, s. a. posturaler Tonus

Tracheostoma
künstliche Öffnung in der Luftröhre

Transmitter
biochemische Stoffe, die an Kontaktstellen zweier Nervenenden »Botschaften« übermitteln

Tremor
ständiges oder zeitweiliges Zittern, das auch in Ruhestellung auftreten kann

Uhrzeitagnosie
Schwierigkeit, eine analoge Uhr zu lesen

Umstellfähigkeit
Fähigkeit, sich rasch auf veränderte Bedingungen einzustellen

Venenkatheter, zentraler
mißt Druck im venösen System auf Herz-Vorhofebene

Ventrikel
Hohlräume im Gehirn, die mit Gehirnflüssigkeit gefüllt sind

Ventrikeldrainage, externe
direkte Ableitung des Hirnwassers nach außen

vestibuläre Stimulation
Anregung durch Reize, die auf das Gleichgewicht einwirken

visuell
das Sehen betreffend

visuokonstruktiv
s. Wahrnehmungsstörungen

visuo-konstruktive Wahrnehmungsstörungen
Probleme, etwas nach Vorlage nachzubauen, abzuzeichnen oder etwas frei zu zeichnen

Visuomotorik
Koordinierung der Bewegungen durch die Augen

Vojta-Methode
krankengymnastische Behandlungsmethode, bei der bestimmte Bewegungsmuster vorgegeben werden, die der Patient mit Hilfe des Krankengymnasten mehrfach hintereinander durchführt

Wachkoma
s. apallisches Syndrom

Wahrnehmungsstörungen
alle möglichen Schwierigkeiten beim Aufnehmen und Verarbeiten von Informationen aus der Umwelt (Licht, Farbe, Form, Raum, Gesichter, Töne, Lautstärken, Melodien, Gerüche, Geschmack, Fühlen usw.); s. a. primäre, räumliche und visuo-konstruktive Wahrnehmungsstörungen

Wortfindungsstörung
s. amnestische Aphasie

zentral
vom Gehirn ausgehend

Zentralnervensystem (ZNS)
das Gehirn und das Rückenmark

Zerebellum
s. Kleinhirn

Zwischenhirn
Teil des Hirnstammes, regelt wichtige Lebensfunktionen

Sachverzeichnis

Ergänzend zu diesem Buch:

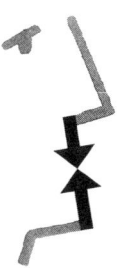
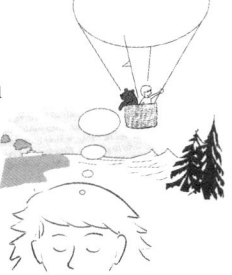